AF361098

Dr A. SALLARD

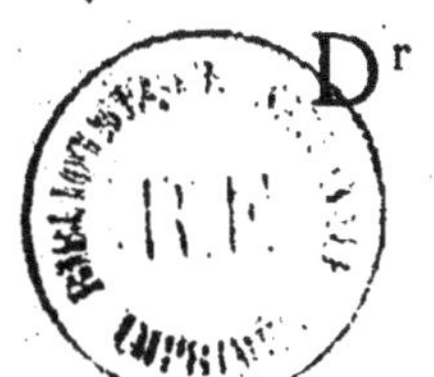

Hypertrophie

des Amygdales

RUEFF et Cie, Editeurs

106, Boulevard Saint-Germain, PARIS

BIBLIOTHÈQUE MÉDICALE

PUBLIÉE SOUS LA DIRECTION

DE MM.

J.-M. CHARCOT	G.-M. DEBOVE
Professeur à la Faculté de médecine de Paris, membre de l'Institut.	Professeur à la Faculté de médecine de Paris, médecin de l'hôpital Andral.

HYPERTROPHIE

DES

AMYGDALES

PAR

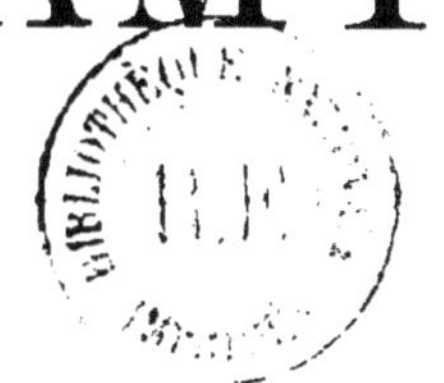

LE Dr A. SALLARD

Ancien interne des hôpitaux.

—◇—

PARIS

RUEFF ET Cie, EDITEURS

106, BOULEVARD SAINT-GERMAIN, 106

—

AVANT-PROPOS

—

Définition. — Par les termes : *hypertrophie des amygdales*, nous nous proposons d'entendre le développement excessif et morbide de l'appareil lymphoïde du pharynx, que cette altération intéresse soit l'ensemble de ses différents segments (amygdales palatines, pharyngée, linguale), soit isolément, l'un ou l'autre d'entre eux. Nous concevons donc dans le même sens que M. Balme [1] cette question qui a été de sa part l'objet d'une importante monographie à laquelle, du reste, nous aurons, au cours de ce travail, l'occasion de faire de nombreux emprunts. Ainsi qu'à lui, il nous semble effectivement presque impossible ou, tout au moins, illogique de distraire d'une étude générale sur l'hypertrophie tonsillaire celle de

[1] P. Balme, *De l'Hypertrophie des amygdales, palatines, pharyngée, linguale)*. Thèse de Paris, 1888.

l'amygdale pharyngée et de l'amygdale linguale.
Une semblable dichotomie serait non seulement
contraire à l'observation clinique qui, en nous
montrant souvent les divers segments de l'anneau
de Waldeyer englobés dans un même processus,
semble nous permettre d'établir entre eux un lien
physiologique naturel, mais encore nous ramène-
rait en quelque sorte aux anciens errements en
remettant au premier plan l'hypertrophie des
amygdales palatines, dont l'importance dans les
descriptions classiques d'antan n'est attribuable
qu'à l'ignorance dans laquelle on vivait alors de
la pathologie des amygdales dites accessoires.

Nous ne croyons pas devoir revenir ici sur
l'anatomie normale et la physiologie des amygdales, sujet que nous avons traité ailleurs et qu'il
nous paraît inutile d'aborder de nouveau en cette
occasion.

Exposé du sujet. — Il est difficile, sinon impossible, d'apporter une bien grande somme de vues
nouvelles sur un sujet qui a déjà servi de thème à
plusieurs mémoires consciencieux et qui, chaque
année, dans les recueils spéciaux tant de la
France que de l'étranger, fait les frais d'une
incroyable multitude d'articles de valeur très iné-

gale. Notre but, dans ce travail, s'est réduit précisément à glaner au milieu de ce volumineux dossier les quelques détails qui nous ont paru de nature à modifier les diverses faces de la question telle qu'elle ressort de la thèse de Balme qui nous a servi pour ainsi dire de charpente. De ces éléments nombreux et disparates, nous avons cherché à former un faisceau méthodiquement agencé, autant que possible aisé à saisir et à retenir, propre à donner au praticien une conception simple et juste de l'état actuel de la science sur ce petit point de pathologie, et des idées les plus généralement admises sur la cure de ces affections dans les divers milieux médicaux.

Nous avons donné à dessein un développement moindre à la partie de ce travail qui traite des tumeurs adénoïdes du pharynx nasal. Le titre même du livre nous interdisait de laisser ce point entièrement de côté, mais il est clair que, pour le traiter complètement, il n'est pas trop d'un volume dont il formera, du reste, l'objet ultérieurement.

Division. — Ces bases étant posées, il nous reste à donner ici un aperçu sommaire des divisions que nous avons adoptées. Nous n'avons pas cru avantageux, à l'exemple de M. Balme, de mener de front successivement l'anatomie pathologique, l'étiologie, puis les symptômes, etc., des hypertrophies des trois segments principaux de l'anneau lymphatique, n'abordant l'étiologie de l'une de ces formes qu'après avoir épuisé l'étude anatomopathologique de toutes les autres. Il nous semble, en effet, plus rationnel de faire successivement l'étude complète de l'hypertrophie de chaque amygdale, quitte à montrer à propos de l'une ou de l'autre les rapports plus ou moins intimes qui peuvent les unir.

Nous donnons la première place à l'hypertrophie des tonsilles palatines que nous étudions avec tous les détails que le sujet mérite. Nous terminons par l'étude de l'hyperplasie des follicules de la base de la langue qui, malgré l'intérèt qui s'y rattache, offre une importance bien moindre en raison de la rareté relative de la maladie. Nous réservons enfin une place intermédiaire à la description des végétations du pharynx nasal (ou hypertrophie de l'amygdale pharyngée), à laquelle, pour les raisons susénoncées, nous donnons une moindre extension.

HYPERTROPHIE DES AMYGDALES

PREMIÈRE PARTIE

HYPERTROPHIE DES AMYGDALES PALATINES

I. — ANATOMIE PATHOLOGIQUE

Quoique l'amygdalotomie ait perdu une certaine part de sa vogue, les occasions d'étudier anatomiquement les amygdales hypertrophiées sont encore très suffisamment fréquentes pour que leurs principales altérations soient fort bien connues, et ne présentent actuellement que bien peu de points mal élucidés.

Caractères macroscopiques. — Au point de vue purement macroscopique, il est vrai de dire que leur contemplation ne procure pas de notions bien intéressantes. Leur volume même ne peut guère être apprécié à sa juste valeur, si l'on songe que celui de tonsilles sectionnées est très notablement amoindri par le fait de l'écoulement du sang qui les emplissait, et ne peut en rien être comparé aux dimensions observées sur le vivant, lesquelles au point de vue pratique importent surtout.

Consistance. — La petite tumeur pressée entre les doigts apparaît d'une consistance très variable. Tantôt molle, presque diffluente, elle donne, d'autres fois, l'impression d'une masse presque entièrement fibreuse, ou même cartilagineuse ; on peut y distinguer dans quelques cas des noyaux d'une dureté osseuse sur la nature desquels nous reviendrons plus loin.

La variété molle s'affaisse sous la lame du scalpel et se coupe difficilement, sa surface de section est inégale. La variété dure se divise, par contre, avec la plus grande facilité, à moins qu'il n'existe des noyaux calcaires. Le tissu crie sous l'action du bistouri qui y pénètre, et les deux tranches ainsi obtenues sont régulières, nettes et sèches. Sur celles-ci, un examen attentif peut relever un certain nombre de détails particuliers qui ne sont pas appréciables à l'état normal. C'est ainsi que les follicules sont le plus souvent visibles à l'œil nu en raison de leur hypertrophie, et cela sous forme de petits points jaunâtres semés le long de la surface des cryptes. Ces dernières sur la coupe apparaissent, tantôt linéaires, cavités purement virtuelles, surtout s'il s'agit d'amygdales d'enfants, tantôt et plus souvent dilatées par des masses jaunâtres caséeuses fétides assez semblables au mastic des vitriers, et susceptibles de prendre une part importante au gonflement en apparence énorme de la glande. Cette disposition se rencontre assez fréquemment chez l'adulte et résulte d'une forme spéciale d'amygdalite chronique, l'amygdalite lacunaire sur laquelle nous aurons l'occasion de revenir.

Par cette première exploration grossière, on peut déjà, jusqu'à un certain point, prévoir la nature et la proportion des éléments histologiques qui prennent part à la structure des amygdales hypertrophiées. La consistance est, en effet, plus ou moins ferme en raison de l'importance plus ou moins grande, prise par l'élément fibreux par rapport à l'élément lymphoïde, la variété molle répond à l'hypertrophie intéressant presque exclusivement les follicules clos et le réticulum, la variété dure à l'hypertrophie portant sur les travées fibreuses qui tendent à envahir et à étouffer les éléments nobles de l'organe. Entre ces deux extrèmes, il y a place naturellement pour tous les intermédiaires.

Examen histologique. — L'examen au microscope sert précisément à vérifier ces hypothèses. Les amygdales enlevées et durcies dans toute leur fraîcheur offrent pour celui-ci un excellent champ d'observation.

Dans les cas moyens, c'est-à-dire dans ceux où les divers éléments de la tonsille ont subi simultanément une hyperplasie à peu près équivalente, voici ce que l'on peut constater sur une coupe mince convenablement colorée et à un faible grossissement :

Les cryptes semblent étroites et réduites à de simples fentes linéaires, les follicules sont augmentés de volume, comme on peut s'en convaincre par la comparaison avec une préparation d'amygdale normale. Les espaces qui séparent les follicules sont élargis et parcourus par des faisceaux de tissu fibreux fortement colorés par le carmin. Le chorion même de la muqueuse est épaissi et apparaît, lui aussi, envahi par les éléments fibreux. Ces premières lésions élémentaires sont encore mieux mises en évidence par la méthode qui consiste à traiter les coupes par le pinceau. Cette petite manœuvre débarrasse, comme on sait, le tissu réticulé des cellules lymphatiques qui encombrent ses mailles, et montre les follicules sous forme d'espaces clairs arrondis qui tranchent nettement sur le parenchyme environnant.

État des cellules lymphatiques, des vaisseaux. — L'examen à l'aide de plus forts grossissements montre des détails plus délicats. Il révèle tout d'abord l'intégrité à peu près absolue de l'épithélium de revêtement de la muqueuse tonsillaire (épithélium pavimenteux stratifié) aussi bien à la surface de l'organe qu'au fond des cryptes. Dans la couche papillaire qu'il recouvre, les anses vasculaires apparaissent rares et atrophiées par places. Quant au parenchyme de la glande, sans parler des faisceaux fibreux déjà signalés qui le parcourent, il est surtout remarquable par les modifications que présentent les cellules lymphatiques qui y pullulent. Celles-ci atteignent un volume qui dépasse généralement la normale, leur protoplasma grenu est semé parfois de fines granulations graisseuses. Leur noyau, accru, lui aussi, dans ses dimensions, est non plus arrondi, mais ovoïde. Enfin, les canaux sanguins qui parcourent l'amygdale n'échappent pas au processus scléreux. Leur tunique externe épaissie tend à en diminuer le calibre. Cette disposition qui, pour certains auteurs, favoriserait l'hémostase après l'amygdalotomie, serait au contraire, pour d'autres, une entrave à la rétraction naturelle des artérioles sectionnées et deviendrait ainsi, en maintenant leur lumière béante, une des causes les plus effectives des hémorragies graves et rebelles, consécutives à cette opération. Cette dernière manière de voir concorde assez bien avec la fréquence plus grande de cette complication chez les sujets adultes à amygdales dures et sclérosées.

Comme on peut le voir, ces différentes altérations sont, suivant la remarque de Cornil et Ranvier, très comparables aux lésions présentées par les ganglions strumeux hypertrophiés, organes de même famille, sauf naturellement en ce qui concerne les cellules géantes qui ne se rencontrent jamais dans l'hypertrophie simple des amygdales.

Nous venons d'esquisser rapidement les lésions histologiques rencontrées, avons-nous dit, dans la moyenne des cas. Entre les amygdales hypertrophiées, l'examen microscopique, mieux que l'examen à l'œil nu, permet d'établir deux grandes catégories anatomiques, qui si elles se rejoignent, à vrai dire, dans la réalité par transition insensible, offrent cependant, dans la majorité des cas, des caractères bien tranchés, et répondent, comme on le verra, dans une certaine mesure à des types cliniques bien définis.

Deux types de grosses amygdales : type adénoïde, type fibreux. — C'est à M. Ruault[1] que revient le mérite d'avoir bien mis en évidence la distinction des amygdales hypertrophiées en deux classes naturelles. D'une part, le type mou à prédominance nettement lymphoïde

---

1. Ruault, Contribution à l'étude des hypertrophies amygdaliennes. (*Union médicale,* 1887.)

rencontré presque exclusivement dans l'enfance ; d'autre part, le type dur à prédominance fibreuse, apanage habituel de l'âge adulte. Inutile d'insister sur les caractères histologiques de l'une et l'autre forme, ils sont aisés à deviner. Dans la première, les follicules plus volumineux et plus nombreux sont pressés les uns contre les autres, au point d'effacer les espaces qui les séparent normalement ; le chorion distendu par son contenu est aminci et ses papilles aplanies ; les lacunes sont réduites. Dans la seconde, par contre, la coloration par le carmin met bien en relief l'invasion du tissu fibreux qui petit à petit a épaissi non seulement le chorion de la muqueuse, mais les espaces interfolliculaires, au point d'étouffer la majorité des follicules, dont les uns subsistent çà et là à l'état de vestiges, tandis que d'autres, surtout au-dessous de la couche épithéliale, sont plutôt augmentés de volume. La régression conjonctive n'épargne pas les vaisseaux dont les parois sont plus ou moins épaissies et sclérosées. Enfin, à un degré extrême, la glande entière peut être transformée en un moignon rétracté, cicatriciel, au sein duquel il n'est plus possible de retrouver trace du tissu primitif. Ainsi dégénérée, la glande peut être totalement atrophiée, mais la nature de ses lésions n'exclut pas nécessairement l'hypertrophie, qui peut coïncider dans quelques cas avec la sclérose et être néanmoins très appréciable.

Lésions de l'amygdalite lacunaire chronique ou pseudohypertrophie. — Les lésions des cryptes, et plus particulièrement de la muqueuse qui tapisse ces cavités, sont susceptibles d'offrir une prédominance suffisante pour constituer réellement une forme anatomique spéciale de l'hypertrophie tonsillaire : forme que, dans ces dernières années, on a cherché à distraire entièrement des autres, sous le nom d'amygdalite lacunaire chronique, quoiqu'à vrai dire, ses limites soient assez vagues, et qu'au point de vue clinique elle ne se distingue que par quelques traits de détail qui ne la rendent peut-être pas digne d'une autonomie aussi tranchée. Quoi qu'il en soit, ce type anatomique se trouve réalisé par une série d'amygdalites crypteuses subaiguës, et consiste essentiellement dans la distension des lacunes par des amas caséeux qu'elles deviennent avec le temps de plus en plus inaptes à expulser, d'autant que les follicules clos qui entourent leurs orifices externes, tendent graduellement par leur hypertrophie à en effacer la lumière qui finalement peut disparaître complètement, ce qui transforme un certain nombre de cryptes en véritables cavités kystiques. Ainsi farcie de caséum, l'amygdale peut offrir toutes les apparences d'une hypertrophie extrême, qui n'existe pas en réalité, puisqu'il suffit de débarrasser ses lacunes de leur contenu pour démontrer qu'elle n'est constituée que par une agrégation de cavités closes ou non, à parois amincies et plus ou moins modifiées. Tantôt communiquant avec l'extérieur par un orifice punctiforme, tantôt absolument fermées, ces cryptes modifiées peuvent n'être séparées les unes des autres que par des cloisons incomplètes. Examinées au microscope, on les trouve tapissées d'un épithélium aplati recouvrant des follicules clos de volume normal séparés les uns des autres par des faisceaux fibreux très développés. Ce n'est qu'au niveau des portions rétrécies des cavités lacunaires que s'observe une hypertrophie considérable des follicules qui en ces points ont contribué précisément à l'oblitération qui sert de base au processus.

Concrétions intralacunaires. — Quant aux concrétions elles-mêmes, leur forme représente l'empreinte exacte des lacunes qui leur servent pour ainsi dire de moule. Celle-ci est donc assez variable, tantôt cylindrique, polyédrique ou sphérique. Leur volume n'est pas plus constant : tantôt à peine grosses comme un grain de mil, on les voit parfois atteindre les dimensions d'un gros pois. De couleur blanc jaunâtre, elles offrent le plus souvent une consistance pâteuse analogue à celle du mastic ou de certains fromages. L'odeur qu'exhalent ces concrétions est habituellement infecte. On peut les voir s'infiltrer de sels calcaires qui y forment des noyaux durs, origines de ce que les auteurs ont décrit sous le nom de calculs de l'amygdale.

Pathogénie des concrétions. — Le mode de formation des concrétions caséeuses amygdaliennes est bien mis en évidence par l'examen microscopique. En effet, sur une coupe pratiquée perpendiculairement à leur axe, on distingue aisément à leur périphérie des cellules épithéliales encore reconnaissables, mais dont les contours deviennent de plus en plus vagues, à mesure que l'on s'approche du centre de la préparation, où il n'est plus possible de les reconnaître au milieu d'un mélange informe de leucocytes, de cristaux, d'acide gras, de cholestérine et de sel calcaire, le tout semé de micro-organismes appartenant aux espèces variées qui vivent à l'état normal dans la cavité buccale et les cryptes de l'amygdale saine. Ces détails histologiques montrent très nettement qu'il s'agit des déchets plus ou moins décomposés de la desquamation épithéliale exagérée des cryptes devenues impuissantes à s'en débarrasser spontanément.

Lorsque l'affection est très ancienne, on conçoit que les dilatations lacunaires soient de nombre et d'étendue proportionnels à sa durée, au point d'annihiler les éléments normaux (follicules) de leurs parois amincies et transformées en membranes fibreuses.

II. — Symptomatologie

Où commence l'hypertrophie? A quel moment peut-on considérer comme morbides les dimensions de l'amygdale palatine ? En réalité, on peut dire qu'elle est hypertrophiée lorsqu'en dehors de toute poussée inflammatoire elle écarte l'un de l'autre les piliers qui l'encadrent assez pour apporter à la déglutition une gêne permanente, ou qu'elle forme dans le pharynx une saillie assez notable pour en rétrécir l'isthme d'une façon appréciable.

Volume. — Étant donnée cette définition qui ne comporte pas une précision plus rigoureuse, on peut dire que le volume d'une amygdale dite hypertrophiée peut varier dans d'assez grandes proportions; dans les cas moyens, on peut comparer sa grosseur à celle d'une cerise; dans les cas extrêmes, on l'a vue atteindre celle d'un petit œuf de poule. L'hypertrophie est pour ainsi dire double et, si elle ne porte pas toujours également sur les deux tonsilles, la disproportion entre l'une et l'autre n'est jamais considérable. C'est là un caractère qui a une réelle valeur, comme on le verra, au point de vue du diagnostic de la maladie.

La forme des amygdales hypertrophiées est soumise à de nombreuses variantes. On peut cependant avec Moure [1] diviser celles-ci en trois classes : *pédiculées, enchatonnées, lacunaires*.

1º Dans un premier groupe, on peut ranger toutes les amygdales qui adhèrent au pharynx par une base étroite ou pédicule. Elles font alors nettement saillie en dehors des piliers et présentent, d'ailleurs, une configuration variable. Tantôt, conservant la forme de l'amygdale normale, elles sont ovoïdes, à petite extrémité supérieure; tantôt, globuleuses ou même piriformes, elles peuvent, entraînées par leur propre poids, faire prolapsus dans la cavité pharyngienne (amygdales pendantes ou plongeantes).

2º A la seconde catégorie appartiennent les glandes à base d'implantation large, de forme aplatie et ne débordant pas les piliers qu'elles écartent et avec lesquels elles contractent des adhérences plus ou moins étendues, assez intimes parfois, surtout en avant, pour que toute ligne nette de démarcation disparaisse entre le tissu lymphoïde et la paroi de la loge. Dans

---

1. E. Q. MOURE, *Traitement de l'hypertrophie des amygdales.* O. Doin, 1892.

cette variété, l'isthme du gosier n'est en apparence que
fort peu rétréci, et, pour se rendre un compte exact de
l'hypertrophie, il convient de faire saillir la glande en
dedans, soit en exerçant avec le doigt, de dehors en
dedans, une pression derrière l'angle de la mâchoire,
soit en provoquant avec l'abaisse-langue des efforts de
vomissements ayant pour effet, par des contractions
spasmodiques des piliers, d'énucléer pour ainsi dire
l'amygdale de sa loge. Ce sont les amygdales sessiles
baptisées par M. de Saint-Germain amygdales enchatonnées, amygdales encapuchonnées de Moure. Dans ce
groupe, on peut faire rentrer les amygdales bi ou multi-
lobées, quoique ce caractère se rencontre aussi parfois
dans le type pédiculé. Ainsi conformées, lorsqu'il n'y a
que deux lobes en particulier, leur hypertrophie passe
assez souvent inaperçue; le lobe supérieur, bien en vue,
simule les amygdales buccales, tandis que l'inférieur,
masqué par la base de la langue, n'est décélé que par
le toucher, ou par l'examen laryngoscopique (MOURE).
La découverte tardive de ce lobe caché, à la suite
d'une amygdalotomie, a pu faire croire à une récidive
de l'hypertrophie.

3° Dans un troisième groupe prend place cette
variété d'amygdales que nous avons décrite au chapitre
de l'anatomie pathologique, et dont les cryptes énor-
mément dilatées sont remplies de produits de sécrétion
qu'il suffit d'évacuer pour voir se réduire rapidement
et considérablement le volume des glandes malades, ce
qui a valu au genre de la part de Moure la dénomination ingénieuse et très juste de pseudo-hypertrophie.

Types intermédiaires. — Entre ces trois types dont la différenciation, dans la réalité, n'est pas si nettement tranchée qu'on pourrait le croire, d'après cette description schématique, on peut imaginer tous les intermédiaires, en ce sens qu'il n'est pas impossible ni rare de rencontrer, soit une amygdale à moitié pédiculée, saillante hors des piliers, en haut, adhérente en bas, soit encore une glande n'offrant que dans un point isolé de son parenchyme les altérations de l'amygdalite lacunaire chronique.

Couleur. — La couleur des tonsilles hypertrophiées, en dehors des périodes fluxionnaires, naturellement, n'est pas dans tous les cas identique. D'un gris jaunâtre et même parfois semi-transparentes et opalines chez les jeunes enfants, elles constituent alors le type pâle, qui répond à une entité clinique définie. Chez les adolescents, et à plus forte raison chez les adultes, la teinte rouge livide ou encore violacée s'observe plus fréquemment.

Aspect de surface. — Quelle que soit la configuration extérieure de l'amygdale hypertrophiée, sa face visible offre une assez grande variété d'aspects. Villeuse, parfois grenue, on lui voit affecter dans quelques cas une apparence pour ainsi dire polypeuse, multilobulée ou en grappe, soit seulement sur une portion limitée de son étendue, de préférence alors dans la fossette susamygdalienne, soit dans sa totalité. Cette forme spéciale est plutôt l'apanage des jeunes enfants atteints de pharyngite hypertrophique généralisée, affection dans laquelle le processu hyperplasique porte à la fois sur tous les éléments de l'anneau de Waldeyer. A un âge plus avancé, il est plus habituel d'observer des tonsilles à surface égale et unie, comme vernissée. Les orifices des lacunes ne sont pas toujours très visibles, et, pour parvenir à se rendre compte de leur existence et de leur situation, il est quelquefois nécessaire de promener sur les différents points de l'amygdale l'extrémité d'un stylet qui s'engage dans les cryptes qu'il rencontre sur son chemin. Lorsque ces ouvertures sont manifestes, elles se présentent sous la forme de légères dépressions fissuraires ou étoilées, que l'on peut voir se lisérer de rouge au moment des paroxysmes inflammatoires, ou s'élargir, dilatées par des concrétions caséeuses qui en émergent. Lorsque celles-ci sont en petit nombre, on les observe presque toujours en un lieu d'élection particulier représenté par une crypte située à l'union du tiers supérieur avec le tiers moyen de l'amygdale. Les concrétions lacunaires sont, en général, faciles à énucléer à l'aide d'un stylet, sauf cependant lorsque la crypte est le siège d'un travail inflammatoire subaigu, capable de déterminer entre sa paroi et les produits de sécrétion de sa muqueuse des adhérences qui rendent impossible l'avulsion de ceux-ci sans un léger suintement sanguin.

Outre les mamelons caséeux que nous avons montrés débordant les orifices lacunaires, il est quelquefois permis de distinguer à la surface même de la muqueuse tonsillaire des zones jaunâtres mal limitées. Ces îlots, qui ne se rencontrent qu'au cours de la forme lacunaire de l'amygdalite chronique, représentent simplement, vus par transparence à travers une paroi crypteuse superficielle, les amas sécrétoires caractéristiques de la variété en question. Il est, du reste, aisé de s'en assurer en y enfonçant la pointe d'un stylet qui y pénètre sans difficulté, en transperçant la mince enveloppe de la collection caséeuse. Dans les cas invétérés de ce genre, l'exploration à l'aide du stylet permet encore de constater les communications déjà signalées des cryptes malades entre elles. L'extrémité de l'instrument recourbé en crochet et introduite dans l'orifice d'une lacune ressort aisément par un autre voisin.

Chez les individus déjà d'un certain âge, ayant subi des poussées répétées d'amygdalites aiguës et porteurs pour cette raison de tonsilles envahies par le tissu fibreux, celles-ci peuvent, grâce aux multiples brides cicatricielles qui les couturent, acquérir un aspect très irrégulier et comme ficelé, qui en indique nettement et par avance la structure histologique.

Palpation des amygdales. — La palpation des amygdales procure, du reste, à cet égard, des renseignements encore plus précis. L'index préalablement mouillé est introduit jusqu'au fond de la cavité buccale et explore rapidement le contour et la consistance des deux tonsilles. Cet examen, qui est facile chez beaucoup de sujets dont le réflexe pharyngé est peu accentué, surtout si l'on a soin d'éviter les contacts trop répétés avec la luette et la paroi postérieure de l'arrière-bouche, laisse, à l'égard des glandes explorées, soit l'impression de masses molles friables, spongieuses, soit celle de tumeurs fermes élastiques, parfois même d'une dureté cartilagineuse. Dans le premier cas, il s'agit de l'hypertrophie molle, adénoïde; dans le second, c'est à la forme dure ou fibreuse que l'on a affaire. Entre les deux s'observent bien des degrés moyens.

Symptômes fonctionnels. Erreur des auteurs anciens. — La présence de grosses amygdales dans le pharynx est l'occasion de toute une série de troubles qui retentissent plus ou moins sur les diverses fonctions de l'économie. Ces symptômes, qui souvent ne s'observent qu'à l'état d'ébauche ou isolés les uns des autres chez certains individus, ont été à vrai dire, amplifiés et dramatisés par les auteurs classiques, et cela pour la bonne raison qu'au tableau clinique de l'hypertrophie des tonsilles palatines étaient ajoutés une foule de traits sombres appartenant en réalité à la présence simultanée de l'amygdale pharyngée hypertrophiée dont la connaissance en tant qu'entité morbide bien définie est relativement très récente. Les descriptions qui nous ont été léguées par le passé offrent cependant une part de vérité en ce sens qu'elles reproduisent assez fidèlement les signes de la pharyngite hypertrophique généralisée dont l'hypertrophie des amygdales palatines fait nécessairement partie. Mais elles ne répondent que très imparfaitement à la forme d'hyperplasie limitée à ces dernières glandes qui va maintenant nous occuper.

Poussées d'amygdalite aiguë. — La plus grande incommodité qu'éprouvent les sujets porteurs de grosses amygdales résulte peut-être des poussées aiguës auxquelles ils sont continuellement exposés à toute occasion. Il est clair que ces atteintes infectieuses répétées, suivies, en général, de convalescences difficiles, quelquefois longues et compliquées d'anémie ou d'albuminurie, ne sont pas sans apporter au développement normal des enfants un trouble très appréciable. Quoi qu'il en soit, nous ne croyons pas devoir nous appesantir sur ce point particulier sur lequel nous nous sommes déjà étendu ailleurs, et qui du reste offre bien des variantes et est loin d'être commun à tous les genres d'hypertrophie. Nous abordons sans plus tarder donc les symptômes permanents de la maladie. Les uns purement mécaniques sont faciles à imaginer et découlent de la présence au carrefour des voies digestives et des voies aériennes de ces deux tumeurs encombrantes. Les autres, plus inattendus, par suite d'un plus vif intérêt pour le clinicien, sont d'ordre très probablement réflexe et ont reçu théoriquement des interprétations plus ou moins satisfaisantes pour l'esprit. Enfin un petit nombre d'entre eux seulement, très localisés, sont de nature inflammatoire.

Dysphagie. — La *dysphagie* est le premier effet de la présence de grosses amygdales dans l'isthme du gosier. On conçoit que la déglutition soit rendue très imparfaite et très incorrecte par la présence de ces deux tumeurs volumineuses dans l'intervalle des piliers du voile du palais dont les contractions complexes sont si indispensables à la précision de cette fonction. C'est principalement au moment des paroxysmes aigus que ce symptôme devient pénible, car, en dehors de ces périodes inflammatoires, il est très tolérable et se réduit, grâce à une longue accoutumance, à une sensation de corps étranger surtout marquée dans la déglutition à vide. Durant les repas, de même que certaines douleurs articulaires que la marche engourdit, la dysphagie s'atténue plutôt, et, après avoir mangé, les malades éprouvent souvent du côté de la gorge un sentiment de bien-être. Cependant, quand l'hypertrophie est extrême, le bol alimentaire ne passe pas toujours sans encombre, une déglutition irrégulière et maladroite peut s'accompagner de reflux des liquides dans les fosses nasales, provoquer des quintes de toux et des nausées. Ces petits accidents s'observent surtout chez les jeunes enfants, dont quelques-uns vomissent ou plutôt rejettent avec une fréquence et une facilité désespérantes.

Hypertrophie tonsillaire et dyspepsie. — En dehors de ces signes qui ne manquent jamais, l'hypertrophie tonsillaire a été accusée de retentir par elle-même, d'une manière fâcheuse, sur la digestion proprement dite. Cette manière de voir est basée sur la fréquente coïncidence, à l'âge adulte, de l'hypertrophie des amygdales et de troubles dyspeptiques. M. Ruault[1] en justifie la pathogénie par ce fait plusieurs fois observé par lui, l'apparition de douleurs gastralgiques manifestes consécutivement à la cautérisation de l'amygdale au galvanocautère. Pour lui, la dyspepsie de ces malades résulterait d'un réflexe à point de départ ton-

1. Ruault, De quelques phénomènes névropathiques réflexes d'origine amygdalienne. (*Archives de laryngologie*, 15 avril 1888.)

sillaire. Cependant, l'absence d'amélioration de ce symptôme par les traitements dirigés contre l'hypertrophie seule l'empêche d'être absolument affirmatif. Il convient, du reste, de faire remarquer que nombre d'individus porteurs de grosses amygdales sont d'ailleurs, par tempérament et par hérédité, prédisposés à certaines formes de dyspepsie. Il suffit de rappeler que parmi eux beaucoup sont de souche goutteuse.

Troubles respiratoires. — Bornée aux amygdales palatines, l'hypertrophie n'apporte au libre jeu de la respiration un obstacle appréciable que lorsqu'elle est poussée à un degré extrême. En dehors de ces cas exceptionnels, la dyspnée ne se manifeste guère qu'à l'occasion des poussées aiguës qui viennent brusquement accroître l'athrésie de l'isthme du gosier, encore est-il rare qu'elle attire sérieusement l'attention. En effet, comme le fait justement remarquer Balme, il est rare que les tonsilles les plus volumineuses ne ménagent pas entre elles un espace au moins égal au calibre de la glotte, toujours suffisant à la réalisation d'un jeu respiratoire normal. La nuit seulement, pendant le sommeil, alors que le voile du palais et les divers éléments du pharynx sont plus ou moins flasques et affaissés, l'insuffisance respiratoire peut à la rigueur s'ébaucher momentanément. Cette dyspnée mécanique se traduit alors par un ronflement buccopharyngé très sonore qui, joint à un commencement d'asphyxie dû à l'imperfection de l'hématose, compromet notablement le repos de certains malades. Mais c'est là un fait exceptionnel, et, toutes les fois que l'on observera la dyspnée et le ronflement nocturne, l'attention devra plutôt se porter du côté du naso-pharynx, dont l'examen direct fera le plus souvent découvrir la cause réelle du mal.

Asthme. — Si les grosses amygdales palatines sont très rarement coupables de la dyspnée, elles sont quelquefois, par contre, l'origine véritable d'autres troubles respiratoires, tels que la toux et certaines formes rares de l'asthme.

Toux amygdalienne. — Il existe, en effet, une toux amygdalienne dont la fréquence n'est pas niable, toux extrêmement rebelle qui peut donner lieu à de grosses erreurs de diagnostic et jeter l'alarme dans l'entourage des malades, inquiéter même sérieusement le médecin qui en méconnaît la cause en lui faisant songer à la possibilité d'une évolution tuberculeuse.

Surtout fréquente et tenace chez les enfants, elle consiste en quintes revenant souvent par accès périodiques à heure fixe, de préférence la nuit, le matin ou le soir, accès séparés par des périodes de calme absolu. A l'âge adulte, la quinte est généralement remplacée par des secousses de toux isolées ou par un raclement glottique sonore, lequel se répète aussi sous forme de séries paroxystiques qui offrent ces deux particularités, de respecter presque toujours le sommeil et d'être calmées pour un temps par les repas. La pathogénie de la toux amygdalienne a déjà été l'objet d'un certain nombre de controverses. Dupuytren[1] admettait pour

1. DUPUYTREN, *Clinique chirurgicale*, 1839.

l'expliquer une bronchite concomitante, purement théorique, car l'auscultation de ces malades reste négative. Wagner[1] voit en elle un résultat de la laryngite qui, selon lui, coexisterait toujours avec l'hypertrophie. Cette manière de voir est également ruinée par l'examen laryngoscopique qui, lui aussi, demeure presque constamment négatif. Enfin, l'opinion actuelle et celle qui semble rallier le plus grand nombre de suffrages, tend à considérer la toux amygdalienne comme un symptôme d'ordre réflexe. En faveur de cette manière de voir existent plusieurs arguments dont la valeur n'est pas contestable. L'excitation de la muqueuse amygdalienne avec l'extrémité d'un stylet suffit généralement à faire naître artificiellement la quinte de toux chez les malades qui y sont sujets; il en est de même de la cautérisation ignée des mêmes régions, qui peut la provoquer même chez des individus qui ne toussaient pas antérieurement. Enfin, ce mode de toux qui demeure, dans la grande majorité des cas, absolument rebelle à tous les moyens empruntés à la thérapeutique médicale, disparaît merveilleusement lorsque l'on s'adresse aux méthodes curatrices rationnelles de l'hypertrophie.

Chez un petit nombre de sujets prédisposés, l'hypertrophie des amygdales palatines semble susceptible de devenir l'origine d'accès véritables d'asthme bronchique. Du moins, c'est le fait qui semble ressortir de plusieurs observations dues à Schmidt (1877) et à Par-

---

1. WAGNER, *in Ziemssen's Handbuch.*

ker (1879), et d'un cas intéressant communiqué par
M. Rendu[1]. Dans ce dernier, les accidents rapidement
développés, parallèlement à une énorme tuméfaction
des amygdales consécutive à une rougeole grave, disparurent d'une façon absolue lorsqu'on eut enlevé les
organes malades. Cette complication n'en est pas moins
extrêmement rare, et peut-être faut-il, avec M. Ruault,
attacher dans sa genèse plus d'importance aux conditions de terrain qu'à la présence même de grosses
amygdales.

Troubles de la phonation. — Les troubles de la voix
attribuables à l'hypertrophie tonsillaire sont au moins
aussi anciennement connus que ceux de la déglutition.
Les laryngologistes contemporains ont cependant
apporté dans leur description et leur analyse plus de
conscience et plus de précision que les auteurs de la
première moitié de ce siècle. La parole est modifiée
dans sa tonalité et aussi dans son articulation.

La voix nasonnée, qui est si frappante chez les malades atteints d'angine aiguë est, pour ainsi dire, permanente chez ceux qui sont porteurs d'amygdales chroniquement tuméfiées ; le timbre peut en outre subir une
élévation de ton qui ne survit pas à l'ablation. C'est
ainsi que Roux a vu des ténors perdre deux notes en
haut à la suite de l'amygdalotomie. Les enfants atteints
d'hypertrophie apprennent difficilement à parler, ont
plus tard l'élocution pâteuse, s'expriment comme s'ils
avaient de la bouillie dans la bouche et prononcent

---

1. RENDU, cité par RUAULT.

difficilement, en particulier certaines consonnes dont l'émission exige l'intervention du voile du palais, telles que le *g* dur et l'*r*. Non seulement ces malades parlent mal, mais la parole est vite pour eux une source de fatigue, à tel point qu'ils sont incapables de parler en public ou de soutenir une conversation un peu prolongée. Leur bouche devient rapidement sèche, et les muscles de l'isthme du gosier, soumis momentanément à un surmenage véritable, deviennent vite le siège d'une sorte de courbature douloureuse qui force à interrompre le discours. Le chant est encore plus difficile : au bout de peu de temps, la voix se voile et le larynx refuse ses services. Pour Michel (de Cologne), il faudrait attribuer cet enrouement à l'insuffisance fonctionnelle du pharyngostaphylin, petit muscle inclus, comme on sait, dans l'épaisseur du pilier postérieur et dont un faisceau prend une part active aux mouvements d'élévation totale du larynx.

Troubles sensoriels. — L'hypertrophie des tonsilles palatines retentit, il est vrai, dans une certaine mesure sur le goût et l'odorat, mais beaucoup moins que celle de l'amygdale pharyngée. Il est assez fréquent au contraire qu'elle entraîne des troubles du côté de l'audition qui, lorsqu'ils sont très accentués, contribuent largement pour leur part à modifier le pronostic de la maladie.

Surdité amygdalienne. Pathogénie. — Nous voulons parler de ce que l'on a appelé la surdité amygdalienne, qui est loin d'être constante, mais s'observe encore de temps en temps, assez pour que sa réalité ne puisse être mise en doute. Aussi est-ce moins sur son existence en elle-même que l'on a discuté et que l'on discute encore que sur son mécanisme et sa pathogénie, qui ont reçu, suivant les auteurs, les interprétations les plus variées. La première hypothèse émise et la plus ancienne consiste à attribuer la surdité à l'occlusion mécanique et directe de l'orifice tubaire par l'amygdale hypertrophiée, refoulant en haut les parties latérales du pharynx. Cette théorie, soutenue par Robert [1], Guersant [2], Itard [3], et plus près de nous par Ménière, est peu compatible avec la situation anatomique réciproque des éléments dont l'un est sensé agir sur l'autre. En effet, des mensurations précises prouvent que le pavillon de la trompe d'Eustache se trouve normalement à une distance moyenne de 3 centimètres au-dessus du sommet de l'ogive tonsillaire. Semblable explication n'est donc pas admissible, elle ne pourrait du reste regarder que les amygdales enchatonnées, car, pédiculées, ces glandes sont bien plutôt entraînées vers les parties déclives par l'action de leur propre poids.

Déjà Itard avait accordé dans la genèse des troubles auditifs un rôle, accessoire il est vrai, mais positif au catarrhe et au gonflement de la muqueuse tubaire enflammée par propagation. Harvey [4] et Duplay montrent toute l'importance de ce facteur. Enfin Meyer [5],

1. ROBERT, Mémoire sur le gonflement chron. des amygd. (*Bull. gén. de Thérapeut.* 1843.)

2. GUERSANT. (*Union médicale* 1852, pp. 233-267.)

3. ITARD, *Maladies de l'Oreille.* (Paris, 1842.)

4. HARVEY, *The ear and its diseases*, 1856.

5. MEYER, *Archiv für Ohrenheil*. Vol. 7 et 8, 1873-74.

dans son mémoire sur les tumeurs adénoïdes, fait ressortir la coïncidence fréquente de cette affection avec la surdité. Mais le catarrhe des trompes est loin d'être habituel dans l'hypertrophie palatine isolée.

L'idée de Noguet [1] d'un contrôle difficile est néanmoins fort ingénieuse. Il fait entrer en ligne de compte l'inflammation chronique de la loge amygdalienne et de la muqueuse qui revêt les piliers et lui attribue une action parétique sur les muscles du voile du palais, et parmi eux sur le péristaphylin externe, qui, comme on sait, est chargé d'ouvrir l'orifice tubaire à chaque mouvement de déglutition. Sans admettre une parésie dans le sens propre du mot, il est permis de considérer comme très gênante pour les contractions de cette sangle musculaire la présence d'amygdales volumineuses (BALME).

Reprenant une idée déjà émise par Chassaignac, M. Ruault [2] est plus porté à considérer certaines surdités tonsillaires comme purement réflexes. Pour donner du poids à cette façon de penser, il invoque non seulement les connexions nerveuses incontestables qui relient l'une à l'autre l'amygdale et l'oreille moyenne, mais encore certains faits cliniques curieux fournis par les hasards de la pratique laryngologique. De ce nombre est la douleur auriculaire aiguë provoquée parfois instantanément par la cautérisation galvanique de l'amygdale, ou, mieux encore, la disparition absolue de

1. NOGUET, Étude sur la surdité amygdalienne. (*Bull. méd. du Nord,* 1879.)
2. RUAULT. (*Arch. de Laryngol.,* 1888)

tout trouble auditif à la suite d'une seule application galvanocaustique.

La surdité d'origine tonsillaire relève donc très probablement de facteurs multiples et assez inconstants dont le médecin doit savoir peser la valeur. Il reste à retenir sur ce sujet un fait non douteux, c'est qu'elle bénéficie presque toujours des tentatives thérapeutiques rationnelles dirigées contre l'hypertrophie, à moins que celles-ci ne soient trop tardivement mises en œuvre, alors qu'une otite invétérée a déjà causé dans l'oreille moyenne des ravages irréparables et définitifs.

En dehors des poussées d'amygdalite aiguë signalées plus haut, l'hypertrophie isolée des tonsilles palatines ne compromet que d'une façon insignifiante l'état général des sujets qui en sont porteurs, sauf dans les cas rares où la respiration est assez gênée pour que l'hématose s'en trouve compromise. Si, chez les enfants atteints de cette malformation, la croissance est lente et irrégulière, s'ils sont presque toujours anémiques et apathiques, il est plus rationnel d'en rendre responsable le lymphatisme, autrement dit la cause constitutionnelle générale qui domine le développement de l'hypertrophie elle-même. Nous mettons à part, naturellement, tous les faits qui appartiennent en commun aux tumeurs adénoïdes, sur lesquels il sera revenu en détail plus loin.

L'hypertrophie prédispose à certaines infections. — Toutefois, il n'est pas superflu d'ajouter que la présence dans le pharynx d'amygdales hypertrophiées paraît, en dehors de ces misères, présenter quelques inconvénients sérieux relatifs à la transmission de certains états infectieux à porte d'entrée gutturale. Car il est vrai de dire que si la diphtérie, la rougeole, la scarlatine, se retrouvent souvent à l'origine de l'évolution hypertrophique des tonsilles, la réciproque est aussi soutenable, et que ces différentes graines semblent germer plus aisément sur des amygdales grosses et altérées que sur des glandes normales. Bien plus, il n'est pas invraisemblable d'admettre que ces organes sont susceptibles d'emmaganiser certains germes (ceux, par exemple, de la diphtérie et de l'érysipèle) qui y sommeillent inoffensifs, mais sont tout prêts, à un moment donné, à provoquer la récidive.

Marche, durée, terminaisons. — La marche de l'hypertrophie tonsillaire est essentiellement chronique, et sa durée est intimement liée à la nature et au nombre des poussées inflammatoires aiguës qui la traversent. En effet, son évolution est pour ainsi dire dominée par l'organisation fibreuse des éléments inflammatoires que chaque paroxysme accumule dans la glande. Cette organisation est tantôt précoce, tantôt très tardive, elle est plus ou moins complète ou atrophique, c'est d'elle que dépend, somme toute, l'avenir de la maladie. Chez quelques sujets, dès l'âge de la puberté, la régression est pour ainsi dire parfaite, c'est là un mode de guérison spontanée. Chez d'autres, elle n'est réellement accomplie que vers la trentième année. Enfin, chez un petit nombre d'individus, heureusement en minorité, l'hypertrophie survit à tout et subsiste encore à un âge avancé (on l'a observée à cinquante et même soixante ans)

surtout si certaines infections, la syphilis, en particulier,
sont venues donner au processus un regain de vitalité.
C'est là, du reste, une forme un peu spéciale sur laquelle
nous allons bientôt revenir et insister à propos des différentes modalités cliniques de l'affection qui nous
occupe.

Formes cliniques. — Au point de vue symptomatique, comme au point de vue anatomique, il est permis
de distinguer avec M. Ruault deux formes d'hypertrophie tonsillaire. D'une part, l'hypertrophie molle, avec
prédominance de tissu adénoïde, multiplication de follicules, sans organisation fibreuse. D'autre part, la
variété dure, avec sclérose périfolliculaire, et étouffe-
ment final d'un plus ou moins grand nombre de ces
éléments par le tissu fibreux qui tend à s'y substituer
peu à peu. Nous allons étudier successivement la
séméiologie qui correspond à ces deux types extrêmes.

Forme adénoïde. — C'est de préférence chez les
enfants de trois à dix ans que s'observe d'habitude la
forme molle adénoïde. Elle intéresse au même titre les
deux glandes que le processus atteint à peu près au
même degré l'une que l'autre. Un point capital de son
histoire, c'est l'association pour ainsi dire constante
dans ce type de l'hypertrophie des tonsilles palatines
avec celle de l'amygdale pharyngée et aussi des follicules isolés du pharynx, cet ensemble réalisant le processus décrit par les laryngologistes sous le nom de
pharyngite hypertrophique généralisée. Les troubles
fonctionnels appartenant en propre à cette variété de la
maladie sont bien plutôt le résultat de la présence des

tumeurs adénoïdes dans la nasopharynx que celui de la tuméfaction des tonsilles palatines, qui, pour leur part, passent absolument au second plan. Nous renvoyons donc, pour cette description au tableau de l'hypertrophie de l'amygdale pharyngée qui sera tracé en détail dans un chapitre spécial. Il nous suffira de signaler ici un point très particulier : la rareté des paroxysmes franchement aigus dans ce type qui, contrairement à l'autre, paraît être pendant des années à l'abri des poussées infectieuses fébriles. Cependant cette immunité n'est pas toujours absolue, et surtout ne dure pas indéfiniment. A un certain âge, peuvent entrer en scène les amygdalites à répétition, qui déterminent alors, soit la régression des glandes malades, soit le passage à la forme indurée.

Dans ces cas, l'examen de la gorge révèle des particularités objectives bien caractéristiques : les amygdales offrent souvent la disposition enchatonnée ou encapuchonnée, leur couleur est plutôt pâle grisâtre, leur aspect demi-transparent, opalin, leur surface, grenue. Au toucher, le doigt tombe sur des masses molles et friables dans lesquelles l'ongle pénétre aisément. Celui-ci ramène souvent un peu de sang et de petites granulations arrondies qui ne sont autres que des follicules clos énucléés par le léger traumatisme que vient de subir le tissu malade.

Forme scléreuse. — La forme dure ou fibreuse tire son individualité des caractères suivants, qui, lorsqu'on les rencontre réunis, la différencient nettement de la précédente. Son début est bien plus fréquemment tardif, en ce sens qu'il n'est pas exceptionnel de voir commencer la maladie à l'âge de la puberté ou même à l'âge adulte. C'est par excellence le terrain des amygdalites aiguës à répétition qui entretiennent et activent le processus hyperplasique, laissant toujours dans leurs entr'actes un léger degré d'irritation chronique. A l'examen du gosier, on se trouve généralement en présence d'amygdales à implantation peu large, pédiculées; même en dehors de tout paroxysme, grâce à un travail inflammatoire et congestif subaigu presque permanent, leur coloration est rouge livide tirant sur le violet. Au toucher, elles donnent l'impression de tumeurs fermes et élastiques à contour lisse. La marche des types tranchés de cette forme est aussi très spéciale, par ce fait que les glandes hypertrophiées ne manifestent aucune tendance à la régression, et ne se rétractent pas avant quarante ou cinquante ans. Encore cette atrophie n'est-elle pas constante.

Telle est cette antithèse assez frappante, commode pour la description, souvent réalisée dans la pratique assurément, mais souffrant d'assez nombreuses exceptions, reliant les deux extrêmes par une série insensible de modèles hybrides dans lesquels sclérose et hyperplasie adénoïde s'accordent pour s'associer en des proportions diverses.

Forme lacunaire. — Il nous reste à esquisser les quelques particularités cliniques d'une forme d'amygdalite chronique que nous n'avons pas crue digne d'une description absolument isolée. Nous voulons parler de ce que Moure désigne avec précision sous le nom de pseudo-hypertrophie tonsillaire, type réalisé à la longue par l'amygdalite lacunaire chronique, et dont nous avons détaillé les caractères anatomo-pathologiques.

Il est certain que l'inflammation subaiguë de la muqueuse des cryptes, qui est le fond indispensable de ce processus, est susceptible de se greffer plus ou moins sur toutes les autres formes d'hypertrophie auxquelles elle imprime partiellement ou parfaitement ce nouveau cachet.

L'amygdalite lacunaire chronique ne se différencie de l'hypertrophie banale que par un petit nombre de signes originaux.

Nous ne revenons pas ici sur les caractères objectifs des pseudo-hypertrophies, sur lesquels nous avons suffisamment insisté à propos de l'étude séméiologique générale de l'hypertrophie. La plupart des signes fonctionnels ont pour base l'irritation presque constante des parties malades par la présence des concrétions caséeuses, lesquelles occasionnent des poussées subaiguës plus répétées que dans les autres formes et entretiennent dans les cavités qu'elles distendent des fermentations incessantes, sources d'impressions désagréables pour les patients. En effet, la fétidité de l'haleine, la sensation subjective de masses putréfiées, au niveau de l'isthme du gosier, sont des signes qui durent autant que la maladie. La dysphagie à vide, la toux quinteuse matinale, provoquant des nausées (entre autres, à propos de la toilette des dents), manquent rarement au tableau. Cette dysphagie est accrue par le moindre refroidissement, la moindre irritation locale provoquée, soit par un écart de régime, l'usage des liqueurs fortes ou la fumée de tabac : autant de facteurs susceptibles d'amener l'inflammation d'une ou plusieurs cryptes. Cette série de misères est sujette de temps en temps cependant à des rémissions plus ou moins franches et plus ou moins longues. Elles surviennent lorsqu'une ou plusieurs masses caséeuses ont été expulsées de leurs loges, soit par l'effet d'une contraction spontanée des cryptes altérées, soit grâce à l'intervention du malade lui-même ou du médecin. Ces accalmies durent autant que la sécrétion des lacunes n'a pas derechef comblé leur cavité en y entassant de nouveaux ferments d'irritation, et cela est ainsi tant qu'un curetage soigneux de ces amygdales désorganisées n'a pas été exécuté [1].

III. — Diagnostic.

Diagnostic facile. — Reconnaître l'hypertrophie simple des amygdales palatines ne demande, en général, ni beaucoup de temps, ni un examen bien minutieux. Chez un enfant ou chez un adolescent, la vue, au fond du pharynx, de deux tonsilles à peu près également tuméfiées, indolentes, non ulcérées, souvent la notion d'angines aiguës antérieures, suffisent, dans la majorité des cas, à imposer le diagnostic. Il convient de rappeler cependant que des amygdales dites enchatonnées ou encapuchonnées

1. Voyez GAMPERT, *Traitement de l'amyqdalite lacunaire chron.* (*th. de Paris*, 1891)

présentent parfois une disposition telle, qu'il est permis au premier abord de méconnaître leur hypertrophie. On ne parvient alors à s'assurer de sa réalité que de deux façons, soit par le palper pratiqué avec l'index, posé d'une part sur la glande, le pouce de la même main appuyant derrière la branche montante de la mâchoire, soit par la vue, en provoquant d'abord, par un abaissement brusque de la langue, un effort de vomissement qui par la contraction des piliers amène la projection de l'amygdale hors de sa loge et la rend ainsi accessible aux regards du médecin.

Diagnostic avec les tumeurs. — Chez les sujets adultes, dans un petit nombre de circonstances particulières, un embarras véritable est jusqu'à un certain point justifié.

C'est ainsi que devant certaines tumeurs de l'amygdale, au début de leur évolution, non encore ulcérées, trop peu développées pour créer entre les deux glandes une disproportion de volume absolue, il est permis d'éprouver quelque hésitation.

Il suffit de signaler pour les éliminer plusieurs variétés de néoplasmes extrèmement rares dans l'organe qui nous occupe, tels que le kyste hydatique, observé une fois par Dupuytren, le fibrome, puis l'encéphaloïde, qui, ainsi localisés, constituent de véritables curiosités pathologiques.

Epithélioma de l'amygdale. — Seul, l'épithélioma offre en la matière quelque intérèt, parce que les occasions de l'observer se présentent encore de temps en temps. Nous rappellerons brièvement les quelques points importants de son histoire. On ne l'observe guère avant quarante ans. Rarement né au sein même de l'amygdale, il émane plus souvent d'un premier foyer lingual. Dès que l'on a quelque raison de soupçonner l'épithélioma à la vue d'une grosse amygdale, le premier soin du médecin doit être de pratiquer le toucher avec attention. Le doigt constate alors, du côté de la tonsille atteinte, une dureté ligneuse et, si le mal date déjà d'un certain temps, le palper des régions sousmaxillaire et parotidienne, venant s'associer au toucher du pharynx, parvient quelquefois à percevoir l'infiltration de l'un des piliers, de la paroi pharyngée et de la fossette susamygdalienne, infiltration pouvant faire corps avec des ganglions déjà envahis, durs, volumineux et sensibles à la pression. Au point de vue fonctionnel, des douleurs lancinantes précoces s'irradiant vers l'oreille constituent le seul détail particulier à la tumeur maligne.

Lymphadénie amygdalienne. — Les caractères objectifs de la lymphadénie amygdalienne ne s'éloignent pas sensiblement de ceux de l'hypertrophie tonsillaire simple (surtout à forme molle). Dans les deux cas, en effet, le processus consiste essentiellement dans une hyperplasie du tissu lymphoïde de l'organe. Mais c'est là un problème qui se pose bien rarement, cette forme de lymphadénie à début guttural étant très exceptionnelle. D'autre part, la néoplasie de cette origine suit une marche très rapide, les deux amygdales, ou plus souvent une seule, et, en ce cas, la gauche de préférence, acquièrent en peu de temps un volume énorme et prennent simultanément une couleur grisâtre rappelant celle de la substance cérébrale. Enfin, les ganglions du cou ne tardent pas à être eux-mêmes envahis, car la généralisation est toujours très prompte. Quant à l'examen du sang, il demeure généralement négatif dans ce type particulier qui ne prête, du reste, à confusion qu'à son début.

Syphilis des amygdales. — Bien certainement, la syphilis des amygdales est une source beaucoup plus fréquente d'erreurs de diagnostic. L'accident primitif, le chancre de l'amygdale, prête rarement à confusion, et, si celle-ci est possible, elle ne donne jamais lieu à une hésitation bien durable. L'unilatéralité de la lésion, la présence à sa surface d'une ulcération généralement bien visible, ne permettent guère le doute que dans les cas où cette dernière est à son début érosive, assez superficielle et de teinte trop indécise pour sauter aux yeux de l'observateur. Mais, même alors, un peu d'attention suffit pour préserver de l'erreur ; sans compter que la découverte dans la région sous-maxillaire d'un gros ganglion satellite, indolore, entouré lui-même d'autres ganglions plus petits, également durs et mobiles, aura en pareil cas une grande importance.

Hypertrophie syphilitique secondaire. — Les localisations tonsillaires de la période secondaire de la syphilis se présentent généralement avec des caractères moins bien tranchés. Il existe, en effet, parfois au début de cette seconde phase morbide un gonflement indolent des deux amygdales, qui est contemporain de l'infection ganglionnaire, gonflement souvent considérable, qui, en l'absence de notions précises sur des

signes antérieurs, est quelquefois d'une interprétation
difficile, chez la femme en particulier, qui en est
atteinte avec plus de fréquence que l'homme, et chez
laquelle, d'autre part, la porte d'entrée de l'infection
passe si souvent inaperçue. Objectivement, l'hypertrophie syphilitique secondaire n'offre pas une spécialisa-
tion bien nette. Les tonsilles sont grisâtres, leur aspect
est un peu déchiqueté; au toucher, elles donnent
l'impression d'une consistance plutôt fibreuse, et au
sein de leur masse se distinguent quelquefois de petits
noyaux d'induration. L'évolution de la maladie est
plus importante au point de vue du diagnostic. Le
développement des tumeurs tonsillaires de cette origine
est très rapide, en huit jours il peut être complet. Il
précède toujours la floraison des plaques muqueuses et
ne survit jamais, ou rarement, à la période secondaire.
Il est clair que la présence d'un chancre ou d'une
roséole suffit à trancher la question, mais on ne dispose
pas toujours de ces éléments. En leur absence, on devra
rechercher avec soin dans leurs foyers habituels (cou,
aisselles, épitrochlée, région inguinale) les pléiades
ganglionnaires presque constantes à ce moment de la
syphilis, et d'une observation aisée, auxquelles on
trouvera du reste tous les attributs des adénites spécifiques. Leur constatation sera alors d'un précieux
secours.

On ne devra pas non plus perdre de vue que la
syphilis vient assez fréquemment se greffer sur une
hypertrophie simple préexistante, dont il faudra savoir
faire la part. Une semblable infection a dans ces cas.

comme nous l'avons fait remarquer, pour effet de donner un coup de fouet au processus antérieur. La syphilis est, du reste, à elle seule capable de créer de toutes
pièces une hypertrophie qui évoluera chroniquement
par la suite.

Il est exceptionnel que la syphilis tertiaire de l'amygdale emprunte le masque de l'hypertrophie simple. La
tumeur gommeuse localisée à cette glande et que l'on
n'observe qu'à de bien rares occasions se présente sous
la forme d'un néoplasme en général assez bien limité,
dur, mobile, indolore, entouré parfois d'une atmosphère
quelque peu inflammatoire et aboutissant enfin invariablement à une ulcération très spéciale donnant issue à
la substance pathognomonique de ces foyers spécifiques.

Examen des annexes du pharynx. — Lorsque le diagnostic d'hypertrophie tonsillaire simple a été nettement posé, il importe de compléter cette notion par la
recherche des origines de la lésion, de sa variété histologique, et par l'examen de l'état des annexes du pharynx, qui ne doit jamais être omis. Il est clair que cette
exploration complémentaire s'imposera d'autant plus
que le sujet sera plus jeune et la consistance des tonsilles palatines plus molle. On sait, en effet, avec quelle
fréquence cette forme lymphoïde s'accompagne d'hypertrophie de l'amygdale pharyngée. En présence de ce
type, on devra donc se faire une règle absolue d'examiner systématiquement l'arrière-cavité des fosses
nasales, soit par le toucher, soit par la rhinoscopie
postérieure. Car l'existence des tumeurs adénoïdes

modifie singulièrement la situation, et il est peu pardonnable à un médecin soigneux de les méconnaître.

Malgré la rareté des troubles auditifs dus à l'hypertrophie des tonsilles palatines, pure, on fera sagement de ne pas négliger absolument l'examen de cet appareil, et de chercher à se rendre compte des modifications qu'aurait pu subir l'acuité auditive.

Pronostic. — Limitée aux tonsilles palatines, l'hypertrophie simple n'entraîne pas à proprement parler un pronostic grave. C'est là une affection absolument compatible avec une existence à peu près normale et toutes les apparences de la santé, car elle ne peut manifester sa présence que par des désordres insignifiants. Il convient toutefois de rappeler que les enfants qui en sont porteurs restent par là même exposés à des angines pénibles et répétées, avec toutes leurs conséquences, qu'ils sont de son fait plus susceptibles au froid et aux infections gutturales, que, dans les cas où elle est poussée à un degré extrême, elle trouble sérieusement le sommeil et l'hématose. Chez les adultes, moins sujets aux paroxysmes, il n'est pas inutile de faire remarquer que la tendance presque nulle de l'hypertrophie dure vers la régression, en fait une malformation susceptible d'avoir des conséquences sérieuses pour tous ceux auxquels la voix parlée ou chantée sert pour ainsi dire d'instrument professionnel (orateurs, acteurs, chanteurs), et acquiert par cela même une importance vitale. Pour ces différentes raisons, l'hypertrophie tonsillaire n'est pas une bagatelle insignifiante et mérite d'être prise en considération et traitée avec soin.

IV. — Causes de l'hypertrophie des amygdales palatines

Étiologie obscure. — L'étiologie de l'hypertrophie tonsillaire banale demeure encore entourée d'une certaine obscurité, car, si les circonstances qui accompagnent son développement nous sont assez bien connues, ses causes originelles et profondes ne ressortent pas très nettement des nombreuses hypothèses émises à son sujet.

Hérédité du terrain. — Comme nous l'avons dit, la grande majorité des cas d'hypertrophie limitée aux amygdales palatines relève avant tout d'une série d'amygdalites aiguës dont chacune laisse après elle un surcroît de tuméfaction définitive, et dans l'intervalle desquelles une irritation latente qui ne manque jamais complètement contribue très certainement à activer le processus. On ne peut nier que dans certaines familles cette aptitude spéciale ne soit en quelque sorte héréditaire. Mais alors, c'est parce qu'elle dépend presque constamment elle-même d'états diathésiques dont la transmission des ascendants aux descendants ne fait de doute pour personne. C'est ainsi que les individus atteints d'amygdalite chronique paroxystique sont très fréquemment de souche goutteuse, ou encore sont enfants de névropathes arthritiques.

Lymphatisme. — Nous n'avons pas à nous appesantir ici sur le rôle étiologique du lymphatisme ou du tempérament dit strumeux qui engendrent de préférence la forme molle ou adénoïde de l'hypertrophie, et non celle qui nous occupe en ce moment. Il est juste cependant d'ajouter que cette dernière variété est quelquefois l'aboutissant de la première. Ce n'est qu'à ce titre et dans cette mesure que cette cause particulière mérite de prendre place dans ce chapitre.

Dyspepsie, neurasthénie, troubles utérins. — Nous devons maintenant signaler un certain nombre d'associations morbides qui ont été diversement interprétées au point de vue étiologique et dont la véritable valeur n'est pas encore élucidée. C'est ainsi qu'il n'est pas rare d'observer chez une personne atteinte d'hypertrophie des amygdales soit des troubles dyspeptiques, tels que flatulences, constipation habituelle, soit des troubles utérins, tels que métrite ou dysménorrhée, ou encore la neurasthénie, dont on a noté aussi la coïncidence fréquente avec l'hypertrophie tonsillaire. Rencontre fortuite ou non, il est un fait d'observation qui semble plaider en faveur de l'influence de ces troubles viscéraux divers sur l'état du pharynx, c'est l'amélioration qui peut résulter pour ce dernier des traitements rationnels dirigés contre la dyspepsie, la métrite ou la neurasthénie, quelle que soit du reste la théorie pathologique que l'on adopte, dyscrasie sanguine, ou congestion par action réflexe sur les vasomoteurs.

Irritants locaux. — Tous les irritants locaux, sans être précisément capables, à eux seuls, de provoquer l'hypertrophie de toutes pièces, contribuent largement pour leur part à la réaliser chez les individus qui y sont d'ailleurs prédisposés pour une raison ou pour une autre. C'est dans ce sens qu'il faut entendre l'influence de l'exposition prolongée et répétée au froid, de l'acte de parler journellement en public, de chanter, lequel oblige à respirer fréquemment par la bouche un air qui n'a pu se réchauffer et se filtrer à travers les fosses nasales. L'habitude de fumer, de chiquer ou de priser, les excès alcooliques, le surmenage digestif, l'abus des mets de haut goût constituent une série de facteurs d'ordre banal que l'on aurait tort cependant de ne pas faire entrer en ligne de compte.

Influences microbiennes. Infections provocatrices. — C'est encore au nombre des irritants locaux qu'il convient de ranger les divers agents infectieux qui sont susceptibles par leurs décharges sur les amygdales de provoquer et d'entretenir une hyperplasie rapide et durable des éléments du tissu lymphoïde qui en constitue la trame par exaltation de la fonction phagocytaire. Mais il importe de rappeler que ces différents germes ne sont pas toujours simples comparses dans la réalisation de l'hypertrophie, mais jouent dans quelques cas le rôle de véritables agents provocateurs, devenant à eux seuls l'origine première d'une hypertrophie tonsillaire dont il n'existait préalablement aucun vestige et qui persiste ensuite comme signature de la maladie, la prédisposition jusque-là latente ayant pour ainsi dire attendu cette occasion pour se manifester. Telle est dans bien des cas particuliers la valeur étiologique de la scarlatine, de la diphtérie, de la rougeole, de la fièvre typhoïde, plus rarement de la coqueluche, enfin de la syphilis, qui fait toujours pour ainsi dire étape dans l'évolution d'amygdales jusque-là indemnes ou antérieurement altérées. Il semble fort probable que c'est en vertu du même mécanisme que la grippe est susceptible de retentir sur les tonsilles, soit que son agent spécifique encore inconnu intervienne par lui-même, soit qu'il faille incriminer un des hôtes habituels de la bouche devenant l'origine d'une de ces infections secondaires si fréquentes en pareilles circonstances. Il est bien évident, d'autre part, que, lorsque ces invasions microbiennes tombent sur des glandes déjà grossies par un travail inflammatoire antérieur, à paroxysmes, elles contribuent encore à provoquer une nouvelle recrudescence du processus ancien.

Tel est le petit nombre d'éléments qui, à des titres divers et avec une importance qui varie pour chacun d'eux, méritent seuls d'être mis en cause dans la genèse de l'hypertrophie limitée aux tonsilles palatines, laquelle appartient presque toujours, comme on sait, à la variété dure. L'étiologie de la forme molle adénoïde se confond absolument avec celle des tumeurs adénoïdes, auxquelles elle se trouve presque toujours invariablement associée. Nous l'exposerons donc, comme il convient, en détail, lorsque nous aurons à nous occuper de la pharyngite hypertrophique généralisée.

V. — TRAITEMENT DE L'HYPERTROPHIE DES AMYGDALES

PALATINES

Traitement médical. — Le traitement purement médical de l'hypertrophie des tonsilles palatines n'a à proprement parler qu'une valeur extrêmement problématique, et les quelques agents de cet ordre préconisés contre cette maladie doivent être appliqués pendant un temps très prolongé et une grande persévérance, le plus souvent pour n'aboutir qu'à un résultat infiniment relatif; aussi, croyons-nous qu'il est superflu de nous étendre longuement sur cette face de la question, sur laquelle la majorité des auteurs sont, pour les raisons que nous venons d'exposer, très laconiques. Effectivement l'usage de préparations données à l'intérieur et destinées à réduire les amygdales en modifiant l'état général, autant que l'application locale d'agents chimiques astringents, ne sont indiqués que par exclusion, chez les sujets pusillanimes que l'on n'est pas parvenu à décider à une intervention opératoire et auxquels on est cependant contraint de donner un conseil.

Régime tonique. Hygiène. — Nous avons montré que l'état général des individus porteurs de grosses amygdales n'était pas toujours, tant s'en faut, absolument parfait et se trouvait précisément altéré par l'état diathésique servant de base à l'hypertrophie elle-même. Le médecin se trouve donc fréquemment en présence de sujets (enfants ou adultes) pâles, anémiées et strumeux. Il est donc, sinon absolument utile, en tout cas, du moins, rationnel de les soumettre à un régime tonique et reconstituant propre à relever le taux de leur nutrition. Dans le but de remplir cette indication, on prescrira aux enfants avec avantage l'huile de foie de morue à haute dose, des préparations ferrugineuses (l'iodure de fer de préférence) et une hygiène appropriée dont la vie en bon air et en plein air fera les plus grands frais. Chez l'adulte, les pratiques hydrothérapiques journalières et longtemps continuées ne pourront avoir que les meilleurs effets en atténuant la susceptibilité au refroidissement et en éloignant les paroxysmes. Tous les âges tireront également profit d'une saison au bord de la mer ou dans une station thermale sulfureuse (Luchon), arsenicale (la Bourboule) ou chlorurée sodique forte (Salins, Salies-de-Béarn).

Eviter les poussées aiguës. — Il est naturellement absolument indiqué dans la forme paroxystique d'éloigner toutes les causes banales d'irritation de la gorge, et ainsi d'éviter les occasions de poussées aiguës. C'est ainsi qu'on devra proscrire la fumée de tabac, les liqueurs fortes, les mets trop épicés, la parole et le chant trop prolongés, surtout en plein air, le passage trop fréquent et trop brusque d'une atmosphère confinée et surchauffée à l'air extérieur froid. Nous avons, du reste, insisté ailleurs sur ces différents points.

L'hygiène doit former le complément du traitement chirurgical. — Il est bien évident que toutes ces prescriptions hygiéniques ne sont pas sans valeur, mais, outre que fort peu de malades sont assez raisonnables et assez attentifs pour les suivre consciencieusement, l'expérience est là pour démontrer que, privées des secours de la chirurgie, elles restent trop souvent stériles. Tandis qu'à la suite d'une opération convenablement appropriée l'influence de ces moyens peut être des plus heureuses et contribuer dans une très grande mesure à parfaire la guérison.

Topiques. — Les topiques en usage pour combattre le gonflement chronique des amygdales sont innombrables, ce qui est la meilleure preuve de leur peu de valeur réelle. Le succès de la majorité d'entre eux tient à ce qu'ils font tous plus ou moins scintiller aux yeux du malade ce mirage si flatteur pour un grand nombre, la guérison sans opération.

Alun en massage. — Dans cette catégorie d'agents thérapeutiques, l'alun est un des plus prônés. On l'utilise soit en solution, soit en poudre. La poudre est naturellement plus active. Voici comment on l'applique habituellement : la pulpe de l'index, préalablement mouillée, est mise en contact avec de l'alun finement pulvérisé qui y adhère en une couche mince et uniforme ; ainsi enduit, le doigt est conduit jusque sur la glande hypertrophiée et exerce sur elle avec délicatesse une légère friction, une sorte de massage qui est continué tant que le pharynx du malade ne se révolte pas. Chez certains sujets, l'insensibilité relative de l'amygdale permet de donner à ces séances une durée très suffisante, à condition de limiter les contacts à la glande elle-même et d'éviter les piliers et surtout la luette. Le massage doit porter naturellement sur les deux tonsilles, l'une et l'autre étant le plus souvent atteintes. En continuant cette pratique une fois par jour pendant plusieurs mois, on peut avoir quelque espoir d'arriver à un résultat. Cette méthode est surtout susceptible d'être suivie d'effets lorsque les amygdales appartiennent à la variété molle, mais demeure absolument stérile quand il s'agit de la variété dure (H. KNIGHT) [1].

Nitrate d'argent. — Le nitrate d'argent en solution concentrée (à 1 pour 5) constitue encore un remède classique. Pour pouvoir agir, le caustique doit être mis en contact, non seulement avec la surface extérieure de l'amygdale, mais encore avec la muqueuse des cryptes. Pour remplir ce but, l'extrémité mousse d'un stylet est coiffée d'une couche mince d'ouate hydrophile que l'on imbibe de la solution : puis on introduit successivement cette tige ainsi préparée dans chaque crypte de l'organe malade. On peut adresser à cette méthode d'ailleurs anodine plusieurs reproches. D'abord, les orifices lacunaires ne sont pas toujours assez visibles pour en rendre la pratique simple et générale : d'autre part, l'inflammation qu'elle provoque et qui est destinée à activer la régression resterait trop faible et trop passagère ; pour certains auteurs même (T. H. STUCKY) [2], elle produirait un effet contraire à celui cherché et tendrait à accentuer l'hypertrophie. Il est donc préférable de proscrire absolument ce moyen, même dans le traitement de la forme lacunaire chronique de l'hypertrophie.

Teinture d'iode. — Les applications longtemps répétées de teinture d'iode soit pure, soit unie, à partie égale de glycérine, ne paraissent pas beaucoup plus

1. H. KNIGHT, Traitement de l'Hypertr. des Amygd. (*Journ. of the americ. med. Assoc.* Chicago, 10 oct. 1891.)

2. T. H. STUCKY, Hypertr. des Amygd. (*Med and. Surg. Report*, 20 déc. 1890.)

recommandables. En faveur de cette dernière mixture, à laquelle il est permis d'associer un peu de tanin, on peut dire qu'elle ne cause aucune douleur et satisfait, d'autre part, l'imagination des malades. La teinture d'iode et l'ergotine sont employées en Amérique sous forme d'injections intraparenchymateuses, poussées dans le tissu même de l'amygdale, et cela avec quelque succès, paraît-il. Nous ignorons si pareille expérience a été déjà tentée en France (FLETCHER INGALS) [1].

Acide chromique. — Il semble qu'une plus grande confiance doive être accordée à l'acide chromique. Il s'agit là, il est vrai, d'un agent très énergique et même toxique; pour cette raison, on devra se garder de l'employer à la légère et surtout de le laisser entre les mains des malades. Le médecin n'en doit user luimême qu'avec circonspection et dextérité. Le mode d'emploi qu'il faut préférer consiste à faire fondre une petite quantité de cristaux de cette substance à l'extrémité de la rainure d'une sonde cannelée. La sonde ainsi préparée est introduite dans les cryptes et cautérise la muqueuse qui les tapisse. Cette manière de faire a sur l'emploi d'une solution l'inappréciable avantage d'éviter la chute sur les parties voisines de gouttes caustiques, source de brûlures sérieuses, et, si la glotte est atteinte, de graves accès de suffocation. Le mobile de la méthode est de provoquer dans chaque lacune un travail inflammatoire adhésif aboutissant à son obli-

---

1. FL. INGALS, Amygdalite chronique. (*Med. News*, 28 septembre 1889.)

tération, et en même temps d'activer la régression fibreuse. L'acide acétique a été aussi préconisé dans les mêmes conditions (T. H. Stucky, Fl. Ingals) [1].

Quelle que soit la valeur des méthodes non chirurgicales, elles trouvent à la rigueur leur indication chez les jeunes enfants, à amygdales molles, de volume moyen, chez lesquels il est encore permis d'espérer une involution spontanée à l'âge adulte, et encore mieux chez ceux qui sont atteints dans l'appareil tonsillaire entier (pharyngite hypertrophique généralisée). Chez ceux-là, la première intervention doit porter sur l'amygdale pharyngée, et l'expérience a prouvé qu'elle est fréquemment suffisante et rend inutile toute nouvelle opération, en entraînant l'atrophie naturelle des amygdales palatines.

Electrolyse. — L'électrolyse mérite de prendre place entre les agents médicaux et ceux relevant plutôt de la chirurgie. Elle consiste essentiellement dans l'emploi d'un courant galvanique faible que l'on fait passer à travers l'amygdale, en ayant soin de placer dans son parenchyme le pôle négatif qui, au point de vue de l'électrolyse, est le pôle actif par excellence. Pour remplir ce but, il existe plusieurs dispositifs. L'un des plus simples se compose d'une aiguille à deux chefs : l'un pointu, répondant au pôle négatif, est enfoncé dans la tonsille, tandis que l'autre, représentant le pôle positif, mousse, est maintenu à sa surface (H. Knight). On place le pôle positif, muni d'une éponge, à l'extérieur, derrière la

1. *Loc. cit.*

branche montante du maxillaire inférieur. Enfin, un autre mode consiste à placer l'un et l'autre pôle représentés par deux pointes dans la glande hypertrophiée (FLETCHER INGALS). L'électrolyse aurait, entre les mains de quelques laryngologistes, donné des résultats positifs ; elle agirait en provoquant la résorption des exsudats inflammatoires. Mais c'est une méthode lente, on ne peut guère pratiquer plus d'une séance par semaine, et il faut répéter ces applications un très grand nombre de fois pour n'obtenir souvent qu'une réduction très incomplète. Aussi tout médecin consciencieux devra-t-il laisser de côté cette méthode trop fructueuse pour le praticien, mais pas assez pour son malade.

Les procédés qui nous restent à décrire relèvent tous soit de la chirurgie, soit de la laryngologie opératoire ; ils constituent à proprement parler le traitement actif par excellence de l'hypertrophie tonsillaire et ont pour but principal la suppression des amygdales, soit par excision, soit par cautérisation. Il s'agit en un mot de l'amygdalotomie et de la destruction soit par les caustiques chimiques, soit mieux par le feu. Nous allons examiner successivement chacune de ces méthodes, en insistant, chemin faisant, sur les avantages et les inconvénients de l'une ou de l'autre.

VI. — AMYGDALOTOMIE

Définition. — On désigne couramment sous le nom d'amygdalotomie une opération qui consiste à pratiquer l'ablation sanglante de l'amygdale en totalité ou en partie seulement ; l'excision radicale serait plus exactement nommée amygdalectomie, mais ce terme n'est pas usuel. En tout cas, il s'agit là d'un genre d'intervention pratiqué depuis fort longtemps, et dont l'histoire ne s'est guère renouvelée que par l'invention de nombreux instruments plus ou moins bien imaginés, destinés à en rendre la pratique plus aisée et entourée de moins de risques. L'amygdalotomie est maintenant passée dans la pratique journalière de tout médecin militant. Si dans le temps présent elle n'est plus d'un usage aussi fréquent qu'à une certaine époque, il faut surtout l'attribuer à la vogue toujours croissante de l'ignipuncture qui en restreint de plus en plus les indications.

Avantages. Inconvénients. — L'amygdalotomie conserve toujours cependant les mêmes avantages, qui ne sont pas contestables : c'est une opération simple, d'une exécution relativement facile, même après un court apprentissage ; elle fait disparaître en un clin d'œil les amygdales les plus énormes, et cela sans chance de retour. Mais, en regard de ces bons côtés, il convient d'autre part de faire remarquer : qu'elle ne s'adresse pas indistinctement à toutes les hypertrophies, et que, même là où elle est praticable, on peut lui reprocher quelques inconvénients qui sont assez notables pour faire oublier à beaucoup ses vertus. De tous le plus gros dont on l'ait accusée, c'est d'exposer les opérés à une hémorragie consécutive quelquefois grave et rebelle. Nous nous réservons de traiter plus loin, avec le développement qu'il exige, ce point important de la question.

Nous avons dit que la tonsillotomie ne s'adressait qu'à certaines formes d'hypertrophie amygdalienne ; il en est d'autres, en effet, sur lesquelles il est absolument inutile de songer même à la tenter.

Formes justiciables de l'amygdalotomie. — Sont seules susceptibles d'excision, les amygdales saillantes, celles qui débordent nettement les piliers qui limitent leur loge : la disposition dite pédiculée est la plus favorable. Il importe, d'autre part, que la surface tonsillaire soit libre de toute adhérence avec les piliers, s'il en existe, il faut absolument, avant d'intervenir, les libérer avec soin, car c'est là une cause fréquente de blessure des piliers.

Les amygdales enchatonnées ou encapuchonnées ne sauraient donc être justiciables de la tonsillotomie ; peuvent à la rigueur échapper à cette règle, les glandes qui jaillissent, pour ainsi dire, hors de leur loge à l'occasion d'un effort de vomissement et qu'avec la dextérité que donne seule une longue habitude on peut jusqu'à un certain point cueillir au moment opportun. D'autres ne font saillie au delà des piliers que durant les périodes inflammatoires et l'on pourra être tenté d'en pratiquer l'ablation à l'occasion d'un de ces paroxysmes. Cette conduite, que L. Browne [1] ne craint pas de préconiser dans quelques cas exceptionnels, est réellement trop périlleuse pour pouvoir être posée en principe. Si, dans le cours d'une amygdalite aiguë, l'obstruction de l'isthme est telle qu'il y ait menace d'asphyxie, la ton-

---

1. LENNOX BROWNE, *Mal du Phar., du Lar. et des F. nasales.*

sillotomie peut acquérir par cela même la valeur d'une opération d'urgence que l'on peut préférer à la trachéotomie ; mais, en dehors de cette circonstance extrêmement rare, on doit se garder d'opérer pendant une poussée aiguë.

Indications de l'opération. — La configuration extérieure de l'amygdale rend-elle l'amygdalotomie possible en principe, il importe encore de peser les quelques circonstances qui la rendent opportune ou qui influent plus ou moins sur la facilité de son exécution correcte.

Actuellement, la question des indications divise les laryngologistes en deux camps assez tranchés. Pour les uns, et les chirurgiens de vocation sont du nombre, l'amygdalotomie est l'opération de choix et doit toujours, pour peu qu'elle soit praticable, prendre le pas sur l'ignipuncture, et cela à tout âge et en toute circonstance (FLETCHER INGALS [1], LENNOX BROWNE [2], FITZPATRICK [3]). Pour les autres, la supériorité et les avantages de l'ignipuncture seraient si évidents, que l'amygdalotomie devrait être exclusivement réservée aux sujets chez lesquels ce premier mode d'intervention est impossible.

Importance de l'âge. Consistance. — Quoi qu'il en soit, un des points les plus importants à considérer au point de vue des indications paraît être l'âge des sujets. C'est

1. 2. *Loc. cit.*
3. FITZPATRICK, La Tonsillotomie et le Traitement qui la suit. (*Cincinnati Lancet clin.*, 8 août 1891.)

lui, en effet, qui semble dominer l'histoire étiologique des hémorragies consécutives à l'ablation des tonsilles, accident qui n'est pour ainsi dire jamais à redouter chez les jeunes enfants.

La consistance des amygdales hypertrophiées a aussi une certaine importance au point de vue qui nous occupe ; on peut en général, par l'exploration digitale, s'en rendre un compte suffisant. Une fermeté moyenne élastique est la condition préférable. Trop molle, la tumeur à exciser est déchiquetée par la lame de l'instrument qui crée une plaie anfractueuse et irrégulière ; trop dure ou scléreuse, et *a fortiori* si elle renferme des concrétions calcaires, elle peut briser cette lame, dont les fragments restent alors insérés dans l'amygdale, ou, ce qui est pire, tombent à l'entrée des voies aériennes, pouvant ainsi provoquer des accidents graves.

Nous n'avons pas à nous étendre sur l'opportunité en quelque sorte fonctionnelle de l'amygdalotomie ; à part les cas extrèmement rares où elle paraît s'imposer comme une opération d'urgence, son indication offre une multitude de degrés, relatifs soit aux symptômes plus ou moins pénibles occasionnés par la maladie, soit aux complications dont elle est susceptible de menacer l'appareil auditif.

Nous sommes donc en droit de résumer en deux mots les conditions requises pour que l'amygdalotomie atteigne son but et cela sans risques sérieux : *amygdales saillantes fermes et pâles, libres d'adhérences aux piliers chez un sujet jeune* (ayant moins de douze ans).

Contre-indications. — On peut regarder comme des

contre-indications pour ainsi dire formelles : la forme enchatonnée ou encapuchonnée, la consistance molle, fongueuse des amygdales, ou leur régression fibreuse complète, une poussée inflammatoire. En ce qui concerne le malade lui-même, l'hémophilie constitue une contre-indication absolue. L'âge adulte n'est qu'une condition défavorable qui rend l'intervention sinon inadmissible, du moins très discutable.

Traitement préparatoire. — L'amygdalotomie une fois décidée, on fera sagement, à fin d'intervenir dans les meilleures conditions, de soumettre le sujet que l'on se propose d'opérer à un traitement préliminaire de quelques jours. Moure [1] conseille, dans le but de faire disparaître des tonsilles les dernières traces d'inflammation dont elles sont si souvent le siège, un traitement préparatoire astringent de huit à dix jours consistant simplement en badigeonnages au jus de citron, pratique inoffensive même chez les enfants, qui peuvent avaler le liquide impunément, et dont le résultat est de réduire autant que possible le volume des glandes hypertrophiées qui durcissent et se rétractent. En outre, il ne sera pas inutile, deux ou trois jours à l'avance, de débarrasser la bouche et les fosses nasales des foyers septiques dont elles pourraient être le siège, cela, par une toilette minutieuse, plusieurs fois répétée, de ces cavités avec une solution boriquée chaude, par exemple. La pratique courante en chirurgie, qui consiste à libérer la veille l'intestin du malade par

1. MOURE, *Trait. de l'Hypertrophie des Amygd.* (Doin, 1892.)

l'administration d'un laxatif, et à ne l'opérer qu'à jeun, sans être ici absolument indiquée, présente cependant quelque utilité, et devient indispensable si l'on emploie l'anesthésie.

Choix de l'instrument. — De quel instrument convient-il de faire choix dans l'arsenal chirurgical pour l'amygdalotomie? Cette question d'outillage a bien certainement son importance, mais il est fort difficile de préconiser tel ou tel modèle à l'exclusion de tout autre, et, à l'exception de quelques outils grossiers et surannés qui doivent être résolument proscrits, le meilleur instrument est ici comme ailleurs celui que l'on a appris à manier avec précision, et qu'un usage long et journalier vous a mis dans la main mieux que tout autre. En dehors de cette règle générale, quelques-uns répondent à des indications spéciales et offrent leur part d'avantages et d'inconvénients.

Bistouri. Amygdalotomes. — Pendant longtemps, le bistouri boutonné ou non fut avec une pince l'unique ressource du chirurgien. Son emploi, sans mériter d'être absolument dédaigné, est tombé en désuétude, parce qu'il exige une dextérité manuelle qu'acquièrent seuls les chirurgiens maniant journellement l'instrument tranchant. L'invention de Fahnestock a réalisé un progrès considérable en mettant l'amygdalotomie pour ainsi dire à la portée de tous les praticiens. De cette vulgarisation sont même nées quelques conséquences fâcheuses, car, manié par des mains maladroites, cet amygdalotome n'est pas non plus exempt de danger, et un certain nombre d'accidents consécutifs sont certainement imputables à l'inexpérience d'opérateurs trop confiants dans une mécanique réputée impeccable.

L'amygdalotome de Mathieu n'est que l'instrument de Fahnestock remanié et perfectionné. C'est celui dont l'usage est le plus généralement répandu en France ; il jouit aussi à l'étranger d'une assez grande vogue ; c'est donc lui que nous choisirons comme type dans l'exposé de la technique opératoire qui va suivre. Nous signalerons ensuite quelques modèles récents dont nous indiquerons en même temps les bons et les mauvais côtés.

Manuel opératoire. — Chez un adulte, ou chez un adolescent docile, l'amygdalotomie est une opération des plus simples et des plus rapides. Le malade est assis sur un siège bas, bien au jour ; le chirurgien, placé en face de lui sur un siège plus haut, après avoir exploré soigneusement l'organe à sectionner, applique franchement un abaisse-langue large et un peu long, charge l'amygdale dans l'anneau qu'il abaisse un peu pour engager d'abord la portion postéro-inférieure plus profonde de la tumeur, y enfonce vivement la fourchette, puis, sans trop attirer la glande vers la ligne médiane, ayant placé l'axe de l'instrument parallèlement à la paroi latérale du pharynx, fait jouer d'un coup sec l'anneau tranchant et retire aussitôt l'amygdalotome. On sectionne ainsi ce qui dépasse les bords de la loge ; une fois la première tonsille enlevée, on peut répéter presque aussitôt la même manœuvre de l'autre côté.

Examen préalable de l'amygdalotome. — Il est important, avant d'opérer, de s'être assuré que la lame de l'amygdalotome coupe convenablement, et que ses différentes pièces sont aseptiques. On aura eu aussi la précaution de régler d'avance l'écartement de la fourche, afin d'éviter une traction trop forte de l'amygdale hors de la loge et une ablation trop radicale. Un dernier point mérite d'être spécifié, il a trait au calibre que doit présenter l'anneau de l'instrument, et Balme y insiste avec raison. Il doit être exactement en rapport avec le volume de l'amygdale à enlever; celle-ci doit traverser l'anneau à frottement doux. Cette adaptation est la plus sûre garantie contre la blessure d'un pilier, qui, pour peu qu'il adhère en quelque point à la tonsille, peut, à travers un anneau trop large, et sous l'influence d'une traction excessive, être entraîné dans le champ de section de la lame.

Chez les jeunes enfants, l'amygdalotomie n'est pas chose si simple. il faut agir par surprise ou par force, à moins qu'on ne s'adresse à l'anesthésie, qui a ses fidèles et cela avec quelque raison, car ses avantages, d'une part, sont manifestes, et, de l'autre, ses inconvénients sont plus apparents que réels, surtout à cette période de la vie.

Manuel opératoire chez l'enfant. — Balme a décrit avec précision la façon de régler l'opération sans anesthésie. Pour la mener à bien, il n'est pas trop de deux aides patients et exercés.

Le premier est installé face au jour et tient l'enfant assis sur ses genoux, ou plutôt entre ses genoux qui immobilisent les jambes du jeune opéré. Du bras et de la main droite, il entoure les bras de l'enfant et les maintient collés au tronc; sa main gauche, placée largement sur le front, appuie la tête contre sa poitrine. La tâche de cet aide est beaucoup allégée par l'emploi d'un drap plié en quatre, enroulé autour du tronc et embrassant en même temps les membres supérieurs du patient. Le second assistant se tient à genoux à côté de l'enfant et se charge de manier l'ouvre-bouche tout en rendant la fixation de la tête plus parfaite. Pour l'amygdale droite, il glisse d'abord, de la main gauche, entre les molaires de gauche, les mors de l'ouvre-bouche. Pour l'amygdale gauche, inversement, ces derniers sont placés entre les molaires du côté droit, et de la main droite. Une fois fixé cet instrument d'un côté ou de l'autre, il l'ouvre doucement et progressivement, mais d'une main ferme, de façon à abaisser la mâchoire inférieure et à maintenir la bouche de l'enfant largement béante. La main restée libre tient la mâchoire inférieure et aide à fixer la tête.

Quant à l'opération en elle-même, elle se pratique de la façon que nous avons indiquée plus haut. Si le premier moignon saigne peu, on peut tout de suite enlever la seconde amygdale; sinon, on attend que le sang s'arrête suffisamment. Ainsi réglée, l'intervention est brève et bénigne, mais elle exige un personnel bien éduqué.

Anesthésie. — Chloroforme. — Bromure d'éthyle. — L'anesthésie préalable avec l'éther, le chloroforme, ou mieux avec le bromure d'éthyle, rend l'opération encore plus facile ; elle évite à l'enfant une angoisse qui, à cet âge, est très inutile, et très pénible pour l'entourage ; elle dispense l'opérateur d'une lutte répugnante et lui permet de manœuvrer sans hâte et en toute sécurité. On a reproché à l'anesthésie générale les chances d'accidents mortels qu'elle comporte : à cette première objection, il est permis de répondre que, même en ce qui concerne le chloroforme, elles sont tellement réduites chez l'enfant qu'on peut les considérer comme négligeables ; qu'elles le sont du reste absolument si l'on fait choix du bromure d'éthyle. Le sommeil provoqué est encore accusé de favoriser la chute dans les voies aériennes de fragments d'amygdale excisés, et l'écoulement du sang dans la même direction. A cette autre imputation, il suffit de rappeler : que l'instrument de Mathieu ne permet que très accidentellement la chute de la tonsille fixée à la fourche, que, d'autre part, la posture donnée au malade, dont la tête est abaissée immédiatement après l'opération, ou que l'on peut opérer sur le ventre, met dans une large mesure à l'abri de l'effusion sanguine sur l'orifice laryngé.

Anesthésie locale. — La cocaïne n'est pas d'un usage pratique chez les enfants, elle n'est guère applicable qu'aux adultes ou aux adolescents dociles ; encore n'est-elle réellement utile que lorsque l'on fait choix pour l'opération du serre-nœud galvanique, les seuls malades auxquels s'adresse l'anesthésie locale supportant fort bien la douleur très courte de l'amygdalotomie usuelle. Nous y reviendrons donc plus loin à propos de l'anse incandescente.

Guillotines. —A l'étranger, en Angleterre notamment (Lennox Brown) et en Amérique (H. Knight), les laryngologistes qui n'emploient pas l'amygdalotome de Mathieu utilisent des instruments très similaires, tels que les guillotines de Mackenzie ou de Liston, dont le mécanisme et la disposition sont parfaitement en rapport avec le nom qui leur a été donné. Elles se composent, en effet, essentiellement d'une lunette arrondie dans laquelle est engagée l'amygdale et d'une lame pleine glissant entre les deux rainures de la lunette; mais la lame, au lieu d'agir d'arrière en avant, comme l'anneau tranchant de l'amygdalotome, coupe au contraire d'avant en arrière, mue par une tige qui est fixée à sa base et obéit à la pression du pouce de l'opérateur. Le manche de la guillotine forme un angle obtus avec le corps de l'instrument qui sert de soutien à la tige porte-lame et se termine en avant par l'anneau.

Critique. — La guillotine présente l'avantage incontestable de pouvoir être maniée d'une seule main. Le manche en est saisi par les quatre derniers doigts, tandis que le pouce fait jouer le bouton terminal de la tige qui actionne la lame. L'autre main est utilisée pour tenir l'abaisse-langue. Dans ces conditions, l'opérateur peut fort bien se passer d'un aide. Mais, en regard de cette supériorité, on peut lui adresser un reproche que ne mérite pas l'amygdalotome, c'est de ne pas comporter de fourche. Cet accessoire, à entendre ceux qui usent habituellement de la guillotine, serait superflu, gênant même (H. Knight) ; il n'en est pas moins certainement doué de deux vertus bien appréciables,

puisqu'il empêche l'amygdale excisée de tomber dans
le gosier, et que, d'autre part, lorsque l'écartement en
est soigneusement réglé, il permet de faire la
mesure approximative du tissu que l'on veut enlever.

Serre-nœud à froid. — L'ablation des tonsilles peut
encore être réalisée à l'aide d'instruments non tranchants, précieuse ressource des opérateurs soucieux
d'éviter l'hémorragie consécutive, dans les cas où elle
est particulièrement à craindre, soit en raison de l'âge
des sujets, soit grâce à des circonstances pathologiques spéciales.

Nous avons en vue les amygdalotomes dans lesquels
la section est faite par un fil métallique mousse (serre-
nœud), soit à froid, soit à chaud (serre-nœud galvanique).

Le serre-nœud à froid agit d'une manière presque
identique à celle de l'écraseur linéaire : c'est dire que
la section lente s'effectue absolument à blanc. Mais il
est aisé de concevoir que ce genre d'opération entraîne
pour le patient des douleurs vives et prolongées;
l'anesthésie en constitue donc un accessoire presque
indispensable. Chez les hémophiles, ou chez les adultes
porteurs d'amygdales grosses, molles et fongueuses,
ou de glandes enflammées qu'il faut enlever d'urgence,
ce mode d'intervention offre toute la sécurité désirable.

Serre-nœud du Dr Toison (de Lille). — Un des écueils
de l'usage du serre-nœud est l'adaptation de l'anse
autour du pédicule de la glande à exciser, temps assez

délicat de l'opération. Le Dr Toison [1] (de Lille) a apporté à l'instrument ordinaire une assez heureuse modification destinée à atténuer cette difficulté. Elle consiste essentiellement dans l'addition, à l'extrémité libre de la tige conductrice du fil coupant, d'un anneau mousse qui maintient l'anse par deux fils de soie peu résistants. L'amygdale est engagée dans l'anneau et la traction sur les chefs du fil métallique suffit pour briser les liens de soie, puis pratiquer la section. Inutile de dire que, lorsqu'on se sert de l'anse froide, il est toujours avantageux de maintenir la tumeur tonsillaire avec une pince de Museux.

Serre-nœud galvanique. Méthode de Moure. — L'anse galvanique préconisée en Amérique par Knight, en Allemagne par Schmidt (de Francfort-sur-le-Mein), n'est pas encore d'un usage très répandu en France. M. Garel (de Lyon) en a montré les avantages; M. Moure (de Bordeaux) la regarde comme l'instrument de choix chez l'adulte et assure en tirer journellement les meilleurs effets.

Dans tous les cas de sa pratique [2], « l'opération a été rapidement conduite; l'énucléation des glandes a été complète, l'opération a été faite à blanc, sans une goutte de sang dans la plupart des cas ou avec un écoulement sanguin absolument insignifiant chez d'autres malades. Le seul temps un peu délicat de l'opération consiste à bien passer l'anse autour de l'amygdale, à bien la

1. Dr **J. Toison** (de Lille), Procédé d'amygdalotomie rapide évitant l'hémorragie. (*Journ. des Sc. med. de Lille*, 27 juin 1890.)
2. **Moure**, *loc. cit.*

prendre par sa base avant de faire passer le courant que l'on aura gradué à l'avance et dont on connaîtra l'intensité. La section devra se faire *peu à peu avec le fil porté au rouge sombre*, car la section au fil surchauffé équivaudrait à une amygdalotomie à l'instrument tranchant ; elle pourrait, en outre, avoir l'inconvénient de fondre le fil d'acier ou de fer et de laisser l'amygdale à moitié sectionnée. Nous disons le fil de fer ou d'acier parce que, depuis déjà de nombreuses années, nous avons abandonné les fils de platine comme trop coûteux et trop flexibles, d'autant qu'ils sont merveilleusement remplacés par le simple fil de fer recuit ou le fil d'acier. »

M. Moure pratique avant l'ablation l'anesthésie à la cocaïne avec une solution de 1/10 qui est appliquée non seulement sur la glande elle-même, mais tout autour de la loge, à la base de la langue et sur la moitié du pharynx et du voile du palais du côté à opérer. L'anse est placée à froid, en s'aidant au besoin de l'index de la main gauche. L'important est, pour réussir correctement, de faire passer le courant par saccades, en raccourcissant à mesure le circuit. « Ces interruptions fréquentes de courant empêchant le fil de se chauffer outre mesure, permettent de faire l'hémostase habituelle dans ces cas. En quelques secondes, l'amygdale sectionnée est enlevée de la cavité buccale et généralement le malade accuse n'avoir ressenti qu'une douleur minime ; souvent même l'opération a été indolore » (MOURE).

Comme on peut s'en convaincre, ces conclusions sont très encourageantes et toutes en faveur de la méthode.

Amygdalotome galvanocautère. — La petite difficulté de l'adaptation du fil pourrait peut-être disparaître par une modification de détail analogue à celle imaginée par M. Toison pour le serre-nœud à froid. C'est dans le but de vaincre la même difficulté que J. Wright[1] a imaginé l'amygdalotome galvanocautère. On aura une idée assez exacte de cet ingénieux instrument en se figurant une guillotine de Mackenzie, dans laquelle le tranchant de la lame serait remplacé par un fil de platine tendu, fil qui est susceptible d'être porté à incandescence par un courant galvanique. La disposition des autres pièces de l'instrument est du reste presque identique, sauf les quelques légers détails de construction qu'exigent le passage et l'isolement d'un courant qui doit épargner et la main de l'opérateur, et les parties qui environnent l'amygdale, tout en restant susceptible d'être lancé dans le fil, et interrompu avec la même facilité. Le manuel opératoire qui convient à l'emploi de la guillotine de Mackenzie est applicable également à l'instrument de Wright ; l'amygdale est engagée d'abord dans la lumière de l'instrument, une fois l'anneau bien en place, sur le pédicule, le pouce est appuyé sur le bouton qui règle en même temps le degré du courant à travers le fil tranchant, et assure la progression de celui-ci à travers les tissus qu'il brûle. Il est facile ainsi, suivant les incidents opératoires, d'utiliser soit le rouge

1. J. WRIGHT, Hemorrhage after hamygdalotomy with a description of a galvanocantery-Amygdalotome. (*N. Y. Med. Journ.*, 30 août 1890.)

cerise, soit l'incandescence à blanc, et d'interrompre aussi souvent qu'il est besoin.

Il faut faire la part de l'eschare. — Que l'on se serve du serre-nœud à froid ou du serre-nœud galvanique ou encore de la guillotine galvanocautère, principalement avec les deux derniers instruments, on devra constamment compter avec une perte de substance notablement supérieure à celle que représente en apparence la portion d'amygdale excisée. Cela tient d'abord à ce qu'il se forme toujours consécutivement une eschare plus ou moins volumineuse qui tombe quelques jours après l'opération, ensuite à ce que ce mode d'intervention donne presque invariablement lieu à une rétraction cicatricielle, plus marquée que celle qu'occasionne l'instrument tranchant. Il sera donc logique de faire par avance la part de cette élimination secondaire, qui atténue dans une certaine mesure la valeur antiseptique de ces procédés, car, s'ils mettent presque absolument à l'abri d'une hémorragie primitive, ils n'offrent pas une garantie aussi certaine au point de vue de l'hémorragie secondaire qui coïncide alors avec la chute de l'eschare de cautérisation.

Doit-on enlever tout ou partie de l'amygdale ? — Avant d'aborder l'étude des hémorragies consécutives à l'amygdalotomie, il est de notre devoir d'insister sur un point qui paraît comporter une certaine importance pratique, si l'on en juge par le nombre d'auteurs qui s'en sont occupés, sans aboutir du reste à une conclusion qui les mette d'accord, comme il arrive à propos de trop de questions médicales prêtant à controverses.

Nous voulons parler de l'ablation partielle seulement, ou radicale des amygdales hypertrophiées. Assurément, nous ne prétendons pas trancher le différend, en émettant ici un avis personnel qui ne serait pas étayé par une expérience suffisante : nous nous bornerons à rapprocher les différentes manières de voir des principales autorités en la matière.

MM. Ruault et Balme se prononcent nettement pour l'excision partielle. Suivant eux, il suffit d'enlever de l'amygdale ce qui déborde les piliers, le moignon s'atrophiant spontanément par la suite : l'ablation radicale serait non seulement inutile, mais dangereuse, car elle favoriserait l'hémorragie ; aussi, lorsque l'on opère avec l'amygdalotome de Mathieu, faut-il bien se garder d'attirer trop la tonsille hors des limites de sa loge, ou d'appuyer fortement l'anneau en dehors contre les piliers en les déprimant.

Tel est aussi l'avis de Fitzpatrick[1], qui craint, en enlevant l'amygdale en totalité, de provoquer l'hémorragie, par une section des vaisseaux tonsillaires en un point trop rapproché de leur origine. Du reste, le moignon est presque toujours le siège d'une régression naturelle. La même idée est soutenue par Deroubaix, Prosser James, Ph. Schlech, Morell Mackenzie et Cohen.

Lennox Browne[2], Fletcher Ingals[2] et H. Knight[2] sont des défenseurs convaincus de l'ablation radicale.

Ingals recommande même de ne pas pratiquer

1. FITZPATRICK, *loc. cit.*
2. Loc. cit.

l'amygdalotomie sans le secours d'un aide qui exerce avec le doigt au moment de l'opération une énergique pression derrière l'angle de la mâchoire, ayant pour but de faire saillir la tonsille hors de sa loge ; d'autre part, l'opérateur doit appuyer vigoureusement l'anneau de l'amygdalotome contre la paroi externe du pharynx en déprimant les piliers, de manière à ne laisser que le moins de moignon possible, et à fin de réaliser autant que faire se peut l'état sain, dans lequel les tonsilles ne forment aucune saillie hors des piliers.

H. Knight enlève de l'amygdale le plus qu'il peut et, de même que Lennox Browne, ne compte pas sur l'atrophie du moignon. Il s'appuie aussi sur l'avis de Bosworth, qui, se basant sur l'examen d'un grand nombre de cas, soutient que le moignon ne se rétracte pas d'une façon appréciable et demeure comme une source constante d'irritation, sujet à des poussées inflammatoires et même à des paroxysmes suppurés. Selon Knight, non seulement la section profonde des vaisseaux tonsillaires n'augmenterait pas les chances d'hémorragie, mais serait plutôt, au contraire, de nature à les atténuer, car elle rend plus probable la rétraction correcte de leurs tuniques, moins suceptibles d'être altérées et dégénérées au milieu de tissus sains que dans un parenchyme envahi par l'hyperplasie fibreuse. Bien entendu, cette excision radicale n'est réalisable qu'avec l'aide des manœuvres accessoires préconisées aussi par Ingals : forte pression de l'anneau du tonsillotome contre la paroi latérale du pharynx, et contre-pression extérieure exercée par un assistant derrière l'angle de la mâchoire.

Somme toute, d'après ces auteurs, deux raisons majeures doivent engager à se prononcer en faveur de l'ablation radicale : 1º Elle amoindrit la tendance à la récidive. 2º Elle diminue le danger d'hémorragie.

Telles sont les pièces du litige; à chacun nous laissons l'entière responsabilité de son opinion ; il appartient au lecteur de se décider, d'après l'examen de ces documents, et aussi d'après l'expérience qu'il a pu personnellement acquérir, ce qui reste encore là en médecine sur bien des points contestés le critérium le plus capable de donner des convictions fermes.

Accidents de l'opération. — Les accidents susceptibles de survenir au cours de l'amygdalotomie sont rares et le plus souvent faciles à éviter avec un peu de prudence et d'adresse. Déjà nous avons signalé, et nous ne ferons que rappeler ici, la blessure de l'un ou des deux piliers, due presque toujours à l'emploi d'un instrument à anneau trop large et aux adhérences entre l'amygdale et les parois latérales de sa loge. Nous avons également montré comment une lame de mauvaise qualité, ou tombant sur des tissus trop sclérosés, infiltrés de concrétions calcaires, pouvait se briser en éclats. Semblables contretemps n'arrêteront qu'un opérateur non prévenu ou n'ayant pas pris. par un examen soigneux de la tumeur et de l'outillage. les précautions requises pour les éviter.

Enucléation de l'amygdale. — Dans un petit nombre de cas exceptionnels, l'amygdalotomie pratiquée avec l'instrument tranchant peut n'être suivie d'aucune effusion sanguine et s'effectuer pour ainsi dire à blanc : tel est le fait des opérations au cours desquelles, par un hasard impossible à prévoir et à faire naître, la glande hypertrophiée se trouve énuclée avec précision, sans lésion aucune de son tissu propre par l'anneau coupant qui la sépare de sa loge à la manière du scalpel de l'anatomiste (LERMOYEZ)[1]. Mais c'est là une singulière fortune sur laquelle il ne faut pas compter.

Hémorragie primitive insignifiante. — Le sang qui s'écoule presque toujours de la surface de section de la tonsille est généralement en quantité insignifiante, et la source s'en tarit en quelques minutes. S'il existe en effet dans la littérature médicale un petit nombre d'exemples d'hémorragies graves primitives, la somme en est très restreinte, et la majorité des faits inquiétants se rapportent bien plutôt à des hémorragies secondaires à répétition, comme il sera plus loin spécifié.

Suites de l'amygdalotomie. Soins consécutifs. — Les suites immédiates de la tonsillotomie sont donc en général simples et infiniment bénignes. Voici, lorsque l'on emploie l'amygdalotome, comment les choses se passent dans la moyenne des cas réguliers.

La plaie se recouvre tout d'abord d'une sorte de fausse membrane grisâtre, opaline, peu épaisse, et dans laquelle l'examen bactériologique décèle la présence de nombreux microorganismes et entre autres de streptocoques en abondance. Cette pseudo-membrane

---

1. *Communication orale.*

est très éphémère ; au bout de quatre à cinq jours, la plaie se déterge et bourgeonne, si bien que la cicatrisation est le plus souvent complète vers le quatorzième ou le quinzième jour.

Des précautions hygiéniques très simples suffisent le plus souvent à éviter tout accident. Le malade qui vient de subir l'amygdalotomie doit, pour plus de prudence, garder la chambre pendant huit jours au moins. Il importe, durant cette période de temps, de maintenir la plaie opératoire dans un état de propreté relative et de la soustraire aux causes de froissement habituelles dans cette région. Pour atteindre ce double but, il sera bon de prescrire au malade pendant un délai de trois ou quatre jours l'usage exclusif d'aliments liquides ou, tout au moins, en purée (laitage, œufs, purées de légumes), de l'engager, matin et soir, et surtout après chaque repas, à se baigner la gorge ou se gargariser avec une solution antiseptique (eau boriquée à 3 pour 100, ou sublimé à un pour 4,000) employée fraîche ou au contraire très chaude ; de lui recommander enfin d'éviter soigneusement tout effort d'expuition ou de toux jusqu'à cicatrisation parfaite.

Telle est la marche naturelle et habituelle des choses : il survient assez fréquemment à la suite de l'amygdalotomie une légère inflammation des surfaces cruentées avec infection ganglionnaire passagère, se manifestant par un peu de tuméfaction douloureuse des ganglions sous-maxillaires et parotidiens. La plupart du temps, semblable incident n'a rien qui doive inquiéter. Toutefois, il est indiqué de soustraire avec soin tout opéré des amygdales à l'influence nocive des contages, qui, comme ceux de la diphtérie, de la scarlatine, de l'érysipèle, choisissent volontiers la porte d'entrée gutturale. Il est clair que, porteurs de deux plaies de ce genre, ces malades sont plus que d'autres prédisposés à ces contaminations.

Mais la grande complication de l'amygdalotomie, c'est assurément et sans conteste l'hémorragie consécutive. — Il y a là un sujet d'étude si important qui a donné lieu à des controverses si nombreuses et si contradictoires, que nous ne croyons pas superflu de lui consacrer un chapitre à part dans lequel nous allons chercher à synthétiser et à condenser les termes essentiels de ce problème qui passionne encore à l'heure actuelle un grand nombre de praticiens et de laryngologistes.

VII. — Hémorragies consécutives a l'amygdalotomie

Depuis que se pratique l'amygdalotomie, les hémorragies qui sont susceptibles d'éclater à sa suite ont été un sujet de préoccupation pour les chirurgiens. A la suite de la communication faite par Hatin à la Société de chirurgie, d'un cas grave de cette nature, qui fut l'occasion d'une importante discussion, un grand nombre de faits analogues ont été publiés tant en France qu'à l'étranger, comme il est aisé d'en retrouver la trace

1. Hatin. (*Revue de médecine et de chirurgie*, 1847.)

dans quelques travaux d'ensemble sur la matière, parmi lesquels un des plus autorisés est la thèse de Ricordeau parue en 1886, dans laquelle sont réunies cinquante-trois observations. Depuis, d'intéressants articles parus tant en Allemagne qu'en Amérique ont apporté de nouvelles preuves en faveur de la fréquence relative du fait. En France, M. Moure a communiqué en 1890 une observation d'hémorragie fort intéressante.

Nous ne tenterons pas de rapprocher et d'analyser minutieusement ces nombreux faits. Ce travail, qui serait d'abord fastidieux, nous entraînerait aussi trop loin. — Nous donnerons, il est vrai, à la fin de ce chapitre, et à titre purement documentaire, les plus récents relevés statistiques. Pour le moment, nous allons nous borner à tirer de ces exemples, si multipliés et si divers, les quelques enseignements généraux qu'ils renferment, tant au point de vue de la symptomatologie de cette variété d'hémorragie qu'à celui de ses causes probables et des moyens propres à la conjurer, points d'autant plus utiles à élucider que tout médecin est journellement exposé à se trouver en présence de pareils accidents auxquels il doit savoir remédier.

Fréquence. — La première vérité qui ressort de l'examen des quelques statistiques qui existent actuellement dans la littérature médicale, c'est que l'hémorragie consécutive à l'amygdalotomie n'est pas une complication absolument rare, comme le prétendent certains auteurs. D'autant plus que les exemples publiés ne représentent bien probablement qu'une faible part du chiffre réel. Ce n'est donc pas là une bagatelle négligeable, quoiqu'il ne soit pas plus raisonnable de tomber dans l'excès contraire et de proscrire à cause de ce fait radicalement l'amygdalotomie, d'autant qu'il est absolument exceptionnel de voir ces hémorragies aboutir à une terminaison fatale.

A quel moment survient la complication. — Comme nous l'avons déjà fait observer, il est rare que l'hémorragie tonsillaire soit primitive et éclate immédiatement après l'ablation; la première effusion de sang se montre le plus souvent insignifiante et le gargarisme froid d'usage à la suite de l'opération suffit le plus habituellement pour l'arrêter au moins momentanément. Bien plus fréquemment, c'est un quart d'heure après, une demi-heure au plus, que le sang reparaît; d'autres fois, c'est quelques heures plus tard, à l'occasion d'un effort d'expuition, ou de la déglutition d'un bol alimentaire dur, que se déclare l'hémorragie.

Si le malade est éveillé, il est vite mis au courant de ce qui lui arrive, par le goût spécial qu'il perçoit dans la gorge, et aussi par la sensation d'un liquide qui afflue dans le pharynx et qu'il est obligé d'avaler ou de cracher.

Hémorragie pendant le sommeil. — Mais il n'en est pas toujours ainsi, et, dans les cas où l'opéré s'endort peu de temps après l'amygdalotomie, l'hémorragie peut rester un certain temps latente. Après quelques heures de sommeil, le malade se réveille alors en proie à un malaise assez accentué, est pris de nausées et vomit en abondance un sang tantôt rutilant, mais plus souvent noirâtre et ayant subi un commencement de digestion. On conçoit qu'un pareil événement soit de nature à impressionner le patient et à jeter l'alarme dans son entourage. Le sang ainsi rejeté par vomissement s'est, pendant le sommeil, accumulé petit à petit dans l'œsophage, puis dans l'estomac, au fur et à mesure qu'il s'écoulait dans le pharynx. Il importe de bien connaître ce fait particulier, qui n'est pas absolument rare. Sans parler de la curieuse observation de Noquet[1] et Moure[2], il est encore spécifié dans une autre, due à Otto von Holst[3] et publiée dans son mémoire. — De la nature de cet accident, on peut tirer comme conclusion le précepte de ne pas laisser dormir les opérés durant les quelques heures qui suivent l'amygdalotomie.

Que le sang s'écoule pendant la veille ou durant le sommeil, son effusion est plus ou moins rapide, plus ou moins copieuse. — Il est exceptionnel qu'il s'échappe à flots, ou en jet comme d'une artère sectionnée, pareille chose ne s'observe que dans les cas extrêmement rares où l'anneau tranchant a divisé un vaisseau à sang rouge un peu volumineux, suivant un trajet anormal : alors l'hémorragie est primitive et très grave d'emblée. Bien plus habituellement, l'examen de la gorge fait voir le sang suintant avec plus ou moins d'abondance, mais en

---

1. Noquet. (*Soc. de Laryngologie*, 1888.)

2. Moure, Amygdalotomie et Hémorragie (*Rev. de Laryngol.*, 1890) et Soc. de Chirurgie, 30 avril 1890.

3. Otto von Holst, Des hémorragies consécutives à l'amygdalotomie. (*Correspondenz blätter des Allg ärtzl Vereins von Thüringen.*)

nappe, de toute la surface de section de l'un des moignons (car en général l'hémorragie n'est pas bilatérale). Aussi déterminer la source exacte du sang est-il un point fort difficile ou même impossible à élucider. L'hémorragie s'arrête quelquefois spontanément après avoir duré une heure ou deux; d'autres fois, au contraire, elle se prolonge avec une ténacité désespérante et ne cesse qu'avec la syncope. Park Lewis [1] en a observé une qui ne dura pas moins de dix-sept heures, malgré les nombreuses et variées tentatives d'hémostase dont elle fut l'objet.

Chez les sujets hémophiliques qui ne font pas toujours part au chirurgien de leur fâcheuse disposition, les accidents sont encore plus rebelles, en ce sens qu'ils se répètent souvent pendant des semaines avec des intervalles de répit qui font croire, à tort, à la guérison. Un cas publié par Weinlecher [2] en est un des plus frappants exemples. Il y est question d'une jeune fille de dix-neuf ans qui vit le sang reparaître à trois reprises le cinquième, le septième et le treizième jour après l'ablation.

Symptômes généraux. — En dehors de cette prédisposition particulière, il faut avouer que les faits d'hémorragies aussi tardives se comptent. Dans le cas de Moure et Noquet, le sang reparut dans la nuit du huitième au neuvième jour; Ricardeau n'en rapporte

1. Park Levis, Hémorragie grave consécutive à l'amygdalotomie. (*The Journ. of Ophthalm. Otology, Laryngol. N. Y.*, avril 1889.)

2. Weinlecher. (*Wizner Wochenblatt XVII*, 39, 1861.)

qu'un seul dans lequel une hémorragie secondaire se produisit le neuvième et le treizième jour après l'amygdalotomie.

Nous ne croyons pas devoir insister sur les symptômes généraux qui accompagnent l'hémorragie tonsillaire, car ils n'ont rien en somme qui lui appartienne en propre. Leur intensité est proportionnée à la quantité de sang perdue. Ici, comme ailleurs, on observe la pâleur, la petitesse du pouls, les défaillances et la syncope. La mort n'a presque jamais été notée ; elle ne peut être attribuée qu'à une hémorragie foudroyante due à la section d'une artère volumineuse, blessée soit en raison d'une anomalie de trajet impossible à prévoir, soit par suite d'une maladresse opératoire grossière.

Terminaisons de l'hémorragie. — Donc, dans la majorité des cas, l'hémorragie prend fin, soit d'elle-même, soit grâce aux agents hémostatiques qu'on lui oppose ; d'autres fois elle cède à la survenue de phénomènes naturels provoqués plus ou moins directement par la déperdition sanguine. C'est ainsi que l'on a vu plus d'une fois un vomissement ou une syncope mettre brusquement un terme à des hémorragies qui jusque-là avaient résisté aux efforts d'hémostase les mieux combinés.

Etiologie. — Comme on peut le penser, on a discuté à perte de vue sur les causes des hémorragies consécutives à l'amygdalotomie. De l'examen des faits de cet ordre, on peut dès maintenant émettre en principe un certain nombre de points qui ne paraissent plus souffrir de doute pour personne. L'âge est un des plus importants.

Age principal facteur. Enfants presque toujours indemnes. — L'âge des sujets sur lesquels porte l'opération constitue certainement, au point de vue du pronostic, un élément de premier ordre. Effectivement, à parcourir les différentes statistiques, on est frappé de ce fait capital, que les enfants n'y entrent que pour un chiffre tout à fait insignifiant, tandis que l'immense majorité des malades atteints par la complication ont plus de dix-huit ans. (En moyenne de dix-huit à trente-cinq ans.) C'est ainsi que, sur 42 cas d'hémorragie, Fitzpatrick [1] n'en relève qu'un seul ayant trait à un individu de moins de dix-huit ans ; que J. Wright [2] sur 31, n'en cite que 2 au-dessous de cette limite d'âge. Les chiffres, comme on voit, parlent d'eux-mêmes, et il est inutile d'insister. Ce qui en ressort clairement, c'est l'extrême rareté de cet accident chez l'enfant. Ménière [3] en évalue seulement la proportion à 1 sur 1,000 cas ; ce rapport serait même peut-être encore plus faible si l'on prenait le soin d'en défalquer les hémorragies imputables à l'hémophilie, signalée dans plusieurs observations ayant trait au jeune âge.

Sclérose de l'amygdale cause d'hémorragie. — Reste à savoir quelle peut être la cause de cette influence de l'âge. Il paraît maintenant assez probable qu'elle

1. *Loc. cit.*
2. J. WRIGHT, Hémorragie après l'amygdalotomie (*N. Y., Med. Journ.*, 30 août 1890.)
3. MÉNIÈRE. Soc. de Laryngologie, 1888.

se trouve tout entière dans l'état de régression
fibreuse auquel est parvenue l'amygdale à l'âge adulte.
Ce travail d'involution intéresserait même les tuniques
vasculaires, les priverait d'une part de leur élasticité
normale, et les empêcherait ainsi de se rétracter et de
s'oblitérer comme à l'état sain quand on les sectionne.
C'est là dans tous les cas une explication rationnelle et
qui semble d'accord avec ce fait constaté, que les tonsilles de consistance dure saignent plus que les autres.
Sur ce point, du reste, on rencontre peu de divergences
dans les auteurs.

Causes générales. — Il est évident que les causes qui
prédisposent aux hémorragies en général jouent
comme ailleurs un rôle dans la genèse de cet accident
occasionné par la tonsillotomie. Mais elles n'ont rien
ici de spécial, nous ne ferons que citer : l'hémophilie, l'alcoolisme constitutionnel, le mal de Bright,
la chlorose, certaines affections cardiaques, les cir-
rhoses, quelques états infectieux, qui sont assurément
autant de contre-indications à l'opération en question.

Anomalies artérielles. — Il n'en est pas de même des
anomalies artérielles, qui, elles, sont le facteur primor-
dial des hémorragies d'une réelle et grande gravité
consécutives à l'amygdalotomie.

La plupart du temps, ces anomalies consistent moins
en des changements apportés au trajet normal de tel
ou tel rameau artériel qu'en des augmentations de calibre plus ou moins notables, subies par les branches tonsillaires de la carotide. Empressons-nous d'ajouter que
la carotide interne elle-même n'est jamais lésée, car

rien que sa situation anatomique la rend inaccessible aux atteintes de l'instrument tranchant, surtout si l'on se sert, non du bistouri, mais de l'amygdalotome.

On a observé la blessure de la pharyngienne inférieure, branche de la carotide externe (Woss[1], Lenoir, Billroth). Peuvent aussi être atteints des rameaux de la pharyngopalatine.

Hyrtl[2] a observé une fois une curieuse anomalie consistant dans l'absence de la maxillaire interne suppléée par la palatine inférieure. Il est clair qu'il est impossible de faire d'avance le diagnostic de ces fantaisies artérielles, et par suite, les accidents dont elles peuvent devenir la source ne sont susceptibles ni d'être prévus, ni d'être évités.

Plexus veineux chez les adultes. — Les plexus veineux amygdaliens acquièrent aussi parfois un développement notable, surtout chez l'adulte, et il n'est pas rare de voir à cet âge sur le bord inférieur de la glande un lacis veineux très manifeste. Celui-ci représente le plexus tonsillaire antérieur s'anastomosant avec les veines de la base de la langue, et dont la division donne alors forcément lieu à un écoulement sanguin notable, comme le prouvent les résultats de l'amygdalotomie chez les sujets qui offrent d'une façon bien visible cette disposition particulière.

Inflammation cause d'hémorragie. — Telles sont les

1. Woss. Ueber Abtragung der Tonsillen u. der uvula. (*Norsk. Mag. f. Lägevidensk*, 3. R. VII, 2 à S. 77, 1877.)

2. Hyrtl, Gefässvarietäten. (*OEstr. Zeitschrift. fr. prakt. Heilkunde*, V. 10. 30. 31, 1859.)

conditions qui prédisposent à l'hémorragie d'une manière pour ainsi dire permanente. Il en existe d'autres purement passagères, et créées, en quelque sorte, par une modification momentanée du système vasculaire de l'amygdale sous diverses influences. L'inflammation est une des plus banales et nous avons déjà signalé les contre-indications opératoires qu'elle entraîne. Rien d'étonnant en effet qu'au moment d'un paroxysme aigu ou subaigu l'amygdale, devenue le siège d'un éréthisme extrême dont témoigne du reste suffisamment sa rougeur, soit le centre d'une activité circulatoire trop manifeste et trop excessive pour que l'on puisse sans témérité songer à en pratiquer alors l'ablation. Il est bon de se rappeler, d'autre part, que la fluxion sanguine se prolonge encore quelque temps après l'extinction apparente de chaque poussée inflammatoire, et qu'il est prudent, avant d'opérer, d'attendre que toute trace de plegmasie ait disparu, et pour cela le délai d'un mois n'est pas exagéré. Tous les auteurs sont sur ce point à peu près unanimes. Les dangers de la conduite opposée ressortent avec évidence d'une observation rapportée par Tillaux [1] et restée classique. Elle a trait à un étudiant en médecine, qui, impatient de se débarrasser de ses amygdales, en pratiqua lui-même l'ablation au décours d'une amygdalite mal éteinte, ce qui donna lieu, peu de temps après l'opération, à une hémorragie des plus graves et des plus rebelles.

La cocaïne cause prédisposante d'hémorragie. —

---

1. TILLAUX, *Anatomie topographique.*

L'anesthésie par la cocaïne constitue indirectement une autre cause vasomotrice d'hémorragie consécutive. Comme plusieurs auteurs l'ont nettement spécifié (Buisseret, Rice, Park Lévis), les applications de cette substance donneraient au chirurgien qui en fait usage une fausse sécurité. La cocaïne possède en effet, comme on sait, un pouvoir vasoconstricteur énergique; aussi, au premier abord, fait-elle merveille, puisqu'elle permet d'exécuter une opération presque à blanc. Mais, à ce premier phénomène succède une période d'épuisement, durant laquelle les vaisseaux subissent une dilatation exagérée et passive. C'est alors qu'apparaît le danger sous forme d'une hémorragie secondaire, bien plus abondante le plus souvent, que celle qui aurait immédiatement suivi une excision pratiquée sans cocaïne. Il est donc peut-être préférable de se passer de cet anesthésique, d'autant plus que sa fidélité est très relative.

Causes déterminantes. — Ces différentes conditions étant plus ou moins réalisées, quels sont à proprement parler les agents provocateurs directs de l'hémorragie ?

Lorsque l'opération a été correctement faite, l'hémorragie primitive prend fin, comme on sait, au bout de peu d'instants par la formation d'un caillot. De la destinée de ce caillot dépendra l'avenir de l'hémostase. Si, au lieu de se conformer aux prescriptions qui lui auront été faites, le malade absorbe des aliments solides ou chauds, se livre à des efforts d'expuition ou de toux, ces petits traumatismes répétés constitueront autant d'occasions propres à déplacer le caillot et à rouvrir la source du sang. D'autres fois, la désagrégation du caillot sera sous la dépendance de l'invasion microbienne, due elle-même à une asepsie insuffisante, et cela, bien souvent, sans que la responsabilité du malade ou du médecin soit réellement en jeu, tant il est malaisé de protéger une plaie telle que celle d'un moignon tonsillaire de l'action des nombreux microorganismes qui pullulent en tout temps dans la cavité buccale. Ces mêmes germes seront encore coupables dans quelques cas rares d'hémorragies secondaires dues à la lésion d'une artériole dans une part seulement de ses tuniques, lésion telle que le sang ne peut s'écouler qu'après mortification et élimination de la partie respectée.

Plus fréquemment, l'hémorragie peut être mise sur le compte d'une faute opératoire, et alors son étiologie peut se passer de toute la série des causes prédisposantes que nous avons énumérées. Telle est la genèse habituelle des hémorragies qui tirent leur source des piliers du voile du palais, variété qui n'est pas absolument rare.

Lésion des piliers. — Cette blessure des piliers, ou plutôt de l'un d'eux, dérive, nous le rappelons, de trois facteurs principaux : l'usage d'un amygdalotome à anneau trop large, une traction en dedans trop énergique de l'amygdale fixée à la fourche, l'existence d'adhérences entre la face profonde du pilier et l'amygdale, adhérences que l'on a négligé de libérer avant l'opération, comme il importe toujours de le faire. Nous ne revenons pas sur le mécanisme de la lésion; rien d'étonnant en effet qu'un pilier adhérent à la tonsille puisse à sa suite être attiré dans un anneau trop large et en partie sectionné. On se gardera donc autant que possible de tomber dans ces divers écueils.

On a vu plus haut aussi comment l'ablation trop radicale de l'amygdale a été accusée d'être la cause d'hémorragies graves, qu'aurait évitées une excision partielle. On a vu à quelles discussions ce point spécial a donné lieu et comment, tandis que, entre autres, Balme et Otto von Holst considèrent la section des artérioles tonsillaires trop près de leur racine comme capable de favoriser l'hémorragie, H. Knight est d'un avis si opposé, qu'il préconise au contraire comme donnant plus de sécurité la section des vaisseaux en dehors de la zone de tissu dégénéré et hypertrophié.

Résumé des causes de l'hémorragie. — De cette liste déjà longue et assez bigarrée, retenons pour nous résumer les quelques points suivants qu'il importe avant tout de bien mettre en relief : fréquence des hémorragies chez l'adulte, principalement s'il est porteur d'amygdales dures et fibreuses; gravité extrême équivalant à une contre-indication absolue de l'amygdalotomie chez les hémophiles; sérieux dangers de l'intervention dans le cours d'une poussée paroxystique, inconvénient probable d'une ablation trop radicale de la tonsille par traction excessive de la glande hors de sa loge.

Pronostic. — Le pronostic des hémorragies consécutives à l'amygdalotomie sera facile à déduire des considérations précédentes. La gravité en est, somme toute, relative. Car, de l'examen des faits connus, il résulte que, si les hémorragies sérieuses sont habituelles, les hémorragies modérées ne le sont pas moins; quant à celles qui mettent réellement la vie en danger, leur rareté n'est pas douteuse. D'autre part, la terminaison fatale est absolument exceptionnelle. Néanmoins, il saute aux yeux de tous qu'une hémorragie, même de moyenne intensité, est constamment pour l'opéré et son entourage un sujet de terreur véritable, qu'elle peut être suivie d'un affaiblissement, d'un état d'anémie prolongés, et que, sans compter l'angoisse et le tourment momentané qu'il cause toujours au chirurgien le mieux trempé, un pareil accident n'est pas de ceux auxquels on consent généralement à s'exposer de gaieté de cœur et étourdiment. C'est pour cette raison que l'amygdalotomie ne doit pas être, malgré sa simplicité et sa bénignité habituelle, considérée et pratiquée légèrement. Car si quatre-vingt-dix-neuf fois sur cent tout marche à souhait, la centième fois peut vous plonger dans un grand embarras; aussi dirons-nous avec J. Wright : qu'*on ne peut regarder l'amygdalotomie comme une opération rationnelle chez l'adulte.*

Traitement. Prophylarie. — La prophylaxie de l'hémorragie consécutive ressort clairement de l'histoire de ses causes : elle se résume en deux mots : 1° n'opérer chez l'adulte avec l'instrument tranchant que dans les cas où l'ignipuncture se montre notoirement insuffisante, et même s'adresser toujours de préférence, à cet âge, au serre-nœud galvanique; 2° ne jamais employer l'amygdalotome chez les hémophiles ;

3° dans tous les cas où l'amygdalotome est indiqué, ne pas opérer avant d'avoir constaté l'absence d'inflammation, l'absence d'adhérences et vérifié son instrument.

Procédés d'hémostase. — Quelle conduite convient-il de tenir lorsqu'en dépit de ces sages mesures éclate l'hémorragie?

La première précaution consiste à songer toujours à la possibilité de ce danger et, en conséquence, à tenir à sa disposition, à tout événement, les quelques agents usuels d'hémostase et le petit nombre d'instruments que le hasard opératoire peut rendre nécessaires. Ensuite, lorsque tout s'est bien passé, on ne saurait trop s'assurer, avant de quitter le patient, que la plaie est rigoureusement étanche. Il est, d'autre part, prudent de ne pas trop s'éloigner pendant les quelques heures qui suivent, de recommander à l'entourage de vous faire prévenir à la première menace. Il n'est même pas inutile de donner par avance quelques conseils sur les mesures d'attente à prendre immédiatement si le sang se montre. On choisira naturellement celles-ci parmi les plus simples, comme par exemple de faire sucer au malade de petits morceaux de glace, précaution qui, en général, laissera au chirurgien le temps d'arriver.

Agents physiques. Froid, chaleur. — Quand l'hémorragie est moyenne, l'emploi d'agents physiques élémentaires suffit souvent pour l'arrêter. Nous avons cité le froid qui, s'il le faut, peut être appliqué plus directement sous forme d'un morceau de glace mis en contact avec le moignon ou appliqué extérieurement derrière l'angle de la mâchoire. D'autres fois, on se trouvera bien du moyen diamétralement opposé, c'est-à-dire de la chaleur, mais il importe sur ce mot de préciser. Car par chaleur il faut entendre la plus haute température endurable pour la gorge. On prescrira donc au malade de se gargariser, ou mieux de se baigner le gosier, sans craindre d'en avaler quelques gorgées, avec de l'eau aussi chaude qu'il pourra le supporter (45° en moyenne). Ce détail n'est pas à négliger, en ce sens que l'usage d'eau simplement tiède serait non seulement inutile, mais nuisible et très capable d'entretenir l'hémorragie. Au contraire, l'eau très chaude est douée de la propriété d'exciter la contractilité des petits vaisseaux; en outre, elle exerce d'autre part une action bienfaisante en nettoyant la plaie opératoire et évitant à sa surface la stagnation d'éléments septiques Fitzpatrick).

Agents chimiques. Alun. Tanin. — Les agents chimiques susceptibles d'être opposés à l'hémorragie tonsillaire sont très nombreux et d'une variété extrême; leur activité variable permet d'en former pour ainsi dire une gamme dont chaque degré répond pour sa part à la gravité plus ou moins grande de tel ou tel cas particulier. Nous ne tenterons pas d'en dresser la liste complète et nous nous contenterons de citer les principaux.

Parmi les astringents, l'alun est un des plus usuels; on peut l'appliquer en poudre sur la plaie opératoire avec la pulpe de l'index. Le tanin agit d'une façon très analogue. En Angleterre et en Amérique, il est employé journellement, associé à l'acide gallique en solutions diversement titrées (2 p. d'acide gallique pour 1 p. d'acide tannique en solution concentrée à consistance sirupeuse, ou le mélange recommandé par Mackenzie, 24 grammes d'acide tannique pour 8 grammes d'acide gallique à faire fondre dans un verre d'eau). Ces mixtures sont sirotées par le malade, qui peut sans risques en avaler quelques gorgées, et leur application suffit souvent à tarir la source du sang. Le tanin peut encore être associé au collodion et appliqué avec un pinceau sur la surface saignante.

Perchlorure de fer. Caustiques. Fer rouge. — Si ces moyens échouent, on pourra avoir recours au perchlorure de fer en solution concentrée pure ou étendue d'eau glacée ; on en imbibera un tampon d'ouate hydrophile qui sera porté par une pince sur le moignon même ; ou, s'il est employé très dilué, c'est en gargarisme qu'on l'utilisera. Les agents purement caustiques, tels que l'acide acétique, le nitrate d'argent en crayon ou en solution forte seront aussi, au besoin, mis à contribution. Enfin, il est bon de rappeler que la cautérisation au fer rouge constitue un agent puissant d'hémostase pour la mise en œuvre duquel le thermocautère est parfaitement indiqué, avec cette restriction, toutefois, de n'en faire usage qu'après échec des autres moyens et d'avoir soin de n'employer que le rouge cerise, qui seul possède un réel pouvoir coagulant. Si l'on dispose d'un galvanocautère, on lui donnera la préférence. Quoi qu'il en soit, malgré, et en raison même peut-être de leur énergie, les caustiques forts, chimiques ou physiques présentent des inconvénients qui sont à considérer. Le principal est de provoquer sur le moignon la formation d'eschares plus ou moins volumineuses dont la chute est susceptible de ramener une hémorragie.

Compression directe. — Dans bien des cas, les agents purement médicamenteux doivent céder le pas à la compression dans ses divers modes. Dans une région telle que la loge amygdalienne, elle n'est pas d'une application précisément aisée. Ingals conseille la compression digitale directe, la pulpe de l'index appuyant sur le moignon, tandis que le pouce resté hors de la bouche prend un point d'appui inverse derrière l'angle de la mâchoire. C'est assurément là une manœuvre qu'il est difficile de beaucoup prolonger. La méthode que Halin a rendue classique est plus praticable. Une pince à longues branches dont les extrémités sont enveloppées d'ouate est appliquée de telle sorte que l'un des mors introduit dans le pharynx comprime la plaie tonsillaire, tandis que l'autre, extérieur, prend un point d'appui derrière l'angle de la mâchoire; cette disposition est maintenue par un lien qui fixe l'un à l'autre les deux anneaux de la pince. Ce dernier procédé est sans doute pénible pour le patient, mais constitue certainement une ressource précieuse en face du danger.

Compression indirecte. — A défaut de compression directe. ou associée à elle, il est permis de tenter la compression indirecte, c'est-à-dire celle de la carotide primitive, qui s'est montrée certainement efficace dans quelques cas, non toujours de façon définitive, il est vrai, mais au moins pour un moment, ce qui est bien un secours appréciable, puisqu'il permet de gagner du temps.

Vomissement et syncope provoqués. — Avant d'avoir recours à une intervention chirurgicale, on se gardera d'oublier deux procédés naturels d'hémostase que quelques opérateurs n'ont pas hésité à provoquer et à ériger en véritables moyens thérapeutiques. Ce sont le vomissement (HOOD)[1] et la syncope (DELAVAN). Ces deux auteurs, ainsi que Volkman, ayant fait la remarque que l'hémorragie s'arrêtait souvent d'elle-même après la survenue de l'un ou l'autre de ces accidents, n'ont pas craint de les produire volontairement et assurent en avoir tiré les meilleurs effets. Hood conseille d'administrer de l'émétique dans le but d'amener le vomissement, Volkmann et Delavan, de hâter la syncope en maintenant l'opéré debout, les bras fixés contre le corps par un lien. De semblables pratiques semblent un peu barbares, surtout la dernière ; on aura tout avantage à réserver un moyen aussi héroïque pour les cas qui en sont dignes, c'est-à-dire sur lesquels on a déjà épuisé la longue série des autres remèdes.

Ligature du moignon. Suture des piliers. — Il en est de même de la ligature de la carotide primitive, qui, comme on sait, constitue toujours une opération grave dans ses conséquences possibles, et dont les résultats,

---

1. W.-P. HOOD, *On two cases of excision of tonsil, followed by hæmorrhage.* (*Lancet,* 29 octobre 1889.)

dans le cas particulier, si l'on en croit les auteurs, sont loin d'être toujours encourageants. Aussi, avant d'avoir recours à cette dernière planche de salut, il est encore trois expédients dont tout chirurgien prudent pourra tirer profit; ils offrent l'avantage, surtout les deux premiers, d'être d'une innocuité relative. Ce sont : la ligature en masse du moignon, la suture des piliers, le tamponnement du pharynx après trachéotomie.

Fitzpatrick[1], Butler[2] et E. W. Klarke[3] préconisent chaudement la première méthode. Pour qu'elle soit applicable, il faut de toute nécessité que l'ablation n'ait pas été radicale et qu'il existe un tronçon, si court soit-il. Existe-t-il, la difficulté est alors de placer sur lui et de maintenir un fil serré. Pour y parvenir, le mieux est de transfixer le moignon avec une aiguille, de l'attirer vers la ligne médiane avec une pince et de passer l'anse du fil derrière l'aiguille, dont les deux extrémités l'empêchent de déraper: lorsque le fil lié et serré tient suffisamment par lui-même sur le moignon et s'y est creusé un sillon assez profond, on peut à la rigueur le priver du soutien que lui procure l'aiguille et la retirer, sinon on se voit obligé de la laisser à demeure après en avoir cassé la pointe. Butler[4] a tenté, dans un cas inattendu d'hémorragie, une manière de faire un peu différente qui lui a réussi

1. *Loc. cit.*
2. J.-S. BUTLER, Hœmorrhage after removal of the tonsils. (*N.-Y. Med. Journ.*, 2 nov. 1889.)
3. E. KLARKE, cité par Br Delavan *in Reference Hand book*.
4. *Loc. cit.*

pleinement. Elle consiste, après avoir attiré le moignon
en dedans, à l'aide d'un tenaculum et l'avoir transpercé
avec une aiguille, à placer derrière elle, non un fil de
soie ou un crin de Florence toujours difficiles à nouer,
mais un fil d'argent. Une fois l'anse de celui-ci mise en
bonne place, ses deux chefs sont passés dans les orifices d'une plaque de Sims qui est glissée contre le
moignon et fixée solidement par torsion du fil avec une
pince. On peut alors, sans aucun risque, retirer l'aiguille. Dans le cas publié par Butler, l'hémorragie
s'arrêta aussitôt ; le fil fut laissé en place deux jours, puis
retiré sans accident. C'est là assurément une méthode
pratique qui procure au chirurgien et à l'entourage du
malade une autre sécurité que toutes les demi-mesures
que représente la longue liste des astringents. Elle sup-
plée, de plus, à l'impossibilité presque absolue de lier
à la surface d'un moignon tonsillaire une artériole qui
donne, même lorsque sa situation peut être bien pré-
cisée.

La suture du pilier antérieur au pilier postérieur est
aussi susceptible de produire l'hémostase en enfermant
pour ainsi dire ce qui reste de l'amygdale dans sa
loge. Baum [1], qui la recommande, dit en avoir obtenu
des résultats favorables. C'est là, du reste, *a priori*,
une tentative rationnelle bien digne d'être utilisée.

Chez les patients en danger de mort, épuisés par
une hémorragie profuse, lier la carotide primitive
constitue, avons-nous dit, le dernier refuge du chirur-

1. BAUM, cité par Otto van Holst.

gien, qui sera peut-être en droit de tenter auparavant encore le tamponnement du pharynx après trachéotomie, comme le conseille Otto von Holst.

Telles sont les armes dont le praticien peut disposer pour lutter contre cette complication toujours inquiétante, mais dont heureusement, il faut l'avouer, les conséquences deviennent rarement absolument funestes.

Une fois conjurée l'hémorragie, on ne devra pas s'endormir dans une fausse sécurité, et il sera sage de s'entourer des conditions les plus propres à en empêcher le retour. L'opéré sera mis au repos complet, dans une chambre plutôt fraîche, la tête maintenue un peu élevée; on lui recommandera d'éviter tout effort, d'exécuter le moins possible de mouvements de déglutition; somme toute, on le soumettra, mais d'une façon encore plus sévère, au régime indiqué à la suite de l'amygdalotomie, dont l'oubli a souvent servi de point de départ à l'hémorragie.

HÉMORRAGIE CONSÉCUTIVE A L'AMYGDALOTOMIE

(RELEVÉ STATISTIQUE)

SEXE	AGE	MALADIE AVANT EXIGÉ L'OPÉRATION	INSTRUMENT EMPLOYÉ	RÉSULTAT FINAL	OPÉRATEUR, SOURCES ET REMARQUES DIVERSES
			FRANCE		
Homme.	21 ans.	Hypertrophie des amygdales.		Guérison.	JARJAVAY. Ablation de l'amygdale droite (*Th. de Gayat*, Paris, 1868.)
Homme.	35 ans.	—		—	BROCA, 1869, ablation des deux amygdales. (*Th. de Mary*, 1875.) Malade hémophile. Hémorragie arrêtée en deux heures par application directe de glace.
Homme.	Jeune.	—	Amygdalotome.	—	VERNEUIL, 1875, (*Th. de Mary.*) Le malade lui-même. Hémorragie arrêtée par le perchlorure de fer.
Homme.	24 à 25 ans.			Mort.	BROCA, 1879. (*Th. de Ricordeau*, 1886.) Cause de l'hémorragie.
Garçon.	8 ans 1/2.	Amygdalite double et hypertrophie.	Amygdalotome.	—	BROCA, 1879 (*Th. de Ricrodeau.*) Anomalie de la carotide interne.
Enfant.				Guérison.	RECLUS. (*Th. de Ricordeau*, 1886.) Ablation des deux amygdales.

Femme.	20 ans.			Guérison.	Broca. (*Th. de Mary.*) Sans détail.
Homme	20 ans.			—	Saint-Germain, hémorragie arrêtée par la glace.
Garçon.	7 ans.		Amygdalotome.	—	Noquet et Moure. (*Soc. chir.*, 30 avril 1890.)

ALLEMAGNE

Homme.	31 ans.		Cautère (?). Thermocautère.	Guérison.	Dr Werner, oct. 1887. (*Med. cor. Bl. d. Wurtemb. ärztl. Ver. Stutt.*, 1888, n° 241.)
27 cas.			—	—	Voss, 1877. (*Norsk. Mag. f. Lägeridensk.* 3 R. VII, 2, s 77.)
2 cas.			Amygdalotome.	—	Schéde jusqu'à syncope. (*Königs. Handbuch. de spec. chirurg.* 4e Auflage, 1885. B. d. I, p. 425.)
1 cas.		Amygdalotomie double. Hémophile.	—	—	Navratil (*Emmerich, Laryngol. Beiträge*, Leipzig, 1871, 7, p. 75.) Arrêtée par syncope.
4 cas.		Amygdalotomie. Hémophile.	—	Guérison.	Nussbaum. (*Über unglücke, in der Chirurgie*, Leipzig, 1888) Hémorragie grave.
Femme.	23 ans.	Amygdalotomie double.	Amygdalotome de Fahnestock.	—	Holst (*Otto von*). Hémorragie une heure après l'opération, arrêtée par vomissements. (*Correspondenz - Blätter - Weimar*, 1890.)

SEXE	AGE	MALADIE AYANT EXIGÉ L'OPÉRATION	INSTRUMENT EMPLOYÉ	RÉSULTAT FINAL	OPÉRATEUR, SOURCES ET REMARQUES DIVERSES
		ALLEMAGNE (*Suite.*)			
Homme.	Adulte.	Ablation d'une amygdale.	Amygdalotome de Charrière.	—	HOLST (même source). Réveil deux heures après. Vomissements de sang arrêtés par syncope.
		AUTRICHE			
Homme.	31 ans.	Hypertrophie syphilitique de l'amygdale droite.	Crochet et bistouri.	Guérison.	Dr GUNTNER. (*Œsterr. Zeitschr. f. prakt. Heilk*, Vienne, 1872, n° 52, p. 839.) Malade hémophile, syphilitique. Ligature de la carotide primitive.
Fille.	19 ans.	Hémophilie.	Bistouri.	Guérison.	WEINLECHER. (*Wiener. Wochenbl.*, XVII, 39, 1861.) Arrêtée par le perchlorure de fer. Trois hémorragies secondaires après la chute de l'eschare (la dernière le sixième jour).
—	—	Ablation d'une grosse amygdale.	—	Guérison.	BILLROTH. (*Chirurg. Klin.*, Vienne, 1868.) Arrêtée par la compression de la carotide.

ANGLETERRE

Homme.		Hypertrophie de l'amygdale gauche.	Bistouri.	Guérison.	Dr Wharton P. Hood (*Lancet*, 1870, t. II, 600). Calcul de l'amygdale. Arrêtée par vomissement.
Homme.		—	—	—	Dr Wharton P. Hood. Sans détails. Ablation des deux amygdales. Arrêtée par vomissements.
Homme.	34 ans.	Amygdalite folliculaire chronique.	Amygdalotome de Mackenzie à droite et fourche pour la gauche.	Guérison.	Dr Walker-Downie. (*Edimb.* M. J. XXXII, 1886-1887, 116.) Hémorragie arrêtée par e cautère actuel.

SUÈDE

Femme.		Hypertrophie.	Pince et bistouri.	Guérison.	Dr Lidon, 1880. (*Hygeia Stockholm*, XLII, 1881, p. 256.) Ligature de la carotide primitive.

ÉTATS-UNIS

Femme.	Adulte.	Hypertrophie de l'amygdale droite.	Amygdalotome (modèle non indiqué).	Guérison.	Dr A.-M. Fauntleroy. (*Americ. Med. Weekly*, Louisville, II, 1875, p. 648.) Arrêtée par la glace.
Homme.	18 ans.	Hypertrophie.	Guillotine.	Guérison.	Dr L.-D. Kastenbine. (Louisville, *Med. News.*, I, 1876, 280-281.)

SEXE	AGE	MALADIE AYANT EXIGÉ L'OPÉRATION	INSTRUMENT EMPLOYÉ	RÉSULTAT FINAL	OPÉRATEUR, SOURCES ET REMARQUES DIVERSES
			ÉTATS-UNIS (*Suite.*)		
Homme.	25 ans.	Hypertrophie.	Bistouri.	Guérison.	Dr G. Lefferts (*Arch. of Laryngol.* New-York, III, 1882, 37.) Compression directe de la plaie.
Homme.	35 ans.	—	Amygdalotome de Mackenzie.	—	Dr G. Lefferts. Hémorragie artérielle. Arrêtée par torsion de l'artère.
Femme.	Jeune.	—	Amygdalotome.	—	Dr G. Lefferts. Torsion de l'artère.
Homme.		Hypertrophie de l'amygdale droite.	—	—	Dr G. Lefferts. Torsion de l'artère.
Femme.	30 ans.	Hypertrophie de l'amygdale gauche.	Guillotine.	—	Dr Clinton Wagner. (*Tr. of the Americ. Laryngol. Assoc.,* 1888, New-York, 1887, VIII, 185.) Artère tordue avec une pince à artère.
Homme.	25 ans.	Hypertrophie.	Amygdalotome de Mathieu.	—	Dr S. E. Fuller (*Amer. Journ. of the Med. Sc.,* Phila. XIV, 1888, 357.) Ligature de la carotide primitive; transfusion de solution salée dans la veine radiale.

Homme.	21 ans.	Esquinancie.	Amygdalotome de Mathieu.	Guérison.	Dr L.-E. Blair. (*Albany Med. Ann.*, IX, 1888, 41-47.) Hémorragie de l'amygdale gauche. Glace et compression.
Homme.	27 ans.	Amygdalite.	—	—	Dr L.-E. Blair. Hémorragie de l'amygdale droite, arrêtée par la compression.
Homme.	22 ans.	Hypertrophie double.	—	—	Dr E.-W. Clarke consultant ayant fait la ligature. Dr T.-M. Markoe, opérateur (N.-Y., M. J. XLVIII, 1888, 7.) Hémorragie arrêtée par la ligature du moignon.
Homme.	Jeune.		Amygdalotome de Physick.	—	Dr Daly. (*Tr. of. the Am. Laryngol. Assoc.*, 1888, New-York, 1889.) Hémorragie arrêtée par la compression.
Homme.	34 ans.		Amygdalotome.		Dr Bryson Delavau (*Tr. of the Am. Laryngol. Assoc.*, X, 1888, New-York, 1889, 153-163.)
Fille.	7 ans.		Amygdalotome de Fahnestock.		Dr Bryson Delavan. La malade était hémophile.
Homme.	Adulte.		Guillotine.		Dr R.-J. Lewis. (*Med. News.*, Phila. LIII, 1888, 640.) Hémorragie arrêtée par torsion d'un tenaculum appliqué à travers la base de l'amygdale.
Homme.					Dr A. Vander Veer, rapporteur; Dr Alden March, opérateur (*Albany. Med. Ann.*, IX, 1888, 41-47.) Sans détails.

ÉTATS-UNIS (*Suite.*)

SEXE	AGE	MALADIE AYANT EXIGÉ L'OPÉRATION	INSTRUMENT EMPLOYÉ	RÉSULTAT FINAL	OPÉRATEUR, SOURCES ET REMARQUES DIVERSES
Homme.	48 ans.	Hypertrophie.	Amygdalotome de Mathieu.		Dr F. Park Léwis. *J. of Ophth. Otol. and Laryngol.*, New-York, I, 1889, 115-117.) Hémorragie de quatre pintes en dix-sept heures de l'amygdale gauche.
Fille.	14 ans.	Hypertrophie de l'amygdale droite.	—		J.-B. Butler, 1889. (New-York, *Med. journ.*, 2 nov. 1889.) Hémorragie après un quart d'heure, arrêtée par la ligature du moignon au fil d'argent.

VIII. — DISCISION DES AMYGDALES

Indications de la discision. — Avant d'aborder l'histoire de l'ignipuncture, il nous reste à exposer dans ses grandes lignes une méthode sanglante qui peut la remplacer dans certains cas, comme elle peut suppléer aussi, du reste, l'amygdalotomie. Il est vrai qu'elle ne s'adresse qu'à une variété spéciale de l'hypertrophie tonsillaire. Nous voulons parler de la discision des amygdales qui est tout particulièrement indiquée dans les cas où prédominent les lésions des cryptes distendues par des concrétions caséeuses, constituant ce que l'on a appelé la pseudo-hypertrophie. Cette opération a été préconisée dans ces dernières années en Allemagne par M. Moritz Schmidt[1], en France par M. Lubet Barbon et Martin. Gampert[2] dans sa thèse a nettement posé les règles qui doivent présider à sa mise en œuvre. C'est à son travail que nous en empruntons la technique, assez simple du reste.

Définition. — La discision consiste avant tout dans l'incision large des cryptes malades, laquelle naturellement porte sur leur paroi superficielle qui est divisée à la manière d'un trajet fistuleux. Sans parler des conditions accessoires, identiques dans toute opération pharyngée, telles que l'emploi d'un abaisse-langue,

---

1. M.SCHMIDT, Ueber Schilzung der Tosillen. (*Thérap. Monatschrift*, Oct. 1889.)

2. GAMPERT, Traitement de l'amygdalite lacunaire chronique par la discision des amygdales, (*Th. de Paris*, 1891, nᵒ 142.)

d'un releveur de la luette, l'éclairage convenable, l'outillage essentiel consiste en deux crochets : un crochet mousse, qui n'est autre que celui qui sert aux oculistes à soulever les tendons dans l'opération du strasbime, et un crochet pointu.

Manuel opératoire. — Le chirurgien une fois placé bien en face de son malade, la langue suffisamment abaissée, cherche d'abord avec le crochet mousse un point douloureux fixe souvent précisé par le patient et qui répond exactement, en général, à la crypte la plus malade, qu'il attaque d'abord s'il la trouve. — Sinon, il pratique successivement la discision des lacunes altérées, en commençant par les plus inférieures pour ne pas être gêné, dans la suite de l'opération, par le sang des premières, incisées, et en agissant de la façon suivante : le crochet est introduit dans un orifice lacunaire par son extrémité mousse, que l'opérateur cherche à faire ressortir par l'ouverture d'une autre crypte, correspondant avec la première, disposition qui n'est pas rare dans le cas particulier, ou bien, si cette manœuvre est impossible, en un point de la surface tonsillaire où la paroi de la lacune soit assez mince pour être aisément perforée par le crochet. Lorsque le tissu de la glande est trop dur ou trop épais, on peut aider l'issue du crochet au dehors, en appuyant au voisinage du point où il doit émerger l'extrémité du releveur de la luette. Une fois la pointe du crochet dégagée, on fait sauter par une traction brusque le pont de tissu friable compris entre celle-ci et sa base ; il cède, et, tandis qu'un peu de sang s'écoule, la masse caséeuse sort de la lacune qui l'emprisonnait. On répète la même manœuvre pour les autres cryptes atteintes, en employant le crochet pointu, si la résistance des tissus l'exige, mais sans en faire abus, car il est plus difficile à manier que l'autre.

Cette petite opération à peine douloureuse aurait sur l'amygdalotomie, qui du reste ne s'adresse qu'aux amygdales pédiculées, l'avantage d'éviter tout danger d'hémorragie. Elle serait supérieure à l'ignipuncture, qui, par les cicatrices qu'elle entraîne, peut enfermer les masses caséeuses dans leurs loges. Elle offrirait encore l'avantage de conserver un semblant d'amygdale au point de vue fonctionnel.

Nombre de séances. Intervalle. — On peut ouvrir en une fois plusieurs lacunes ; en général, on se contente d'en inciser deux ou trois. Il est en effet préférable de ménager la sensibilité des malades, quitte à multiplier les séances. Entre celles-ci, un intervalle de huit jours est nécessaire pour assurer la cicatrisation de la plaie qui résulte de la première intervention. Dans ces conditions, le soulagement peut être immédiat, ou suivre la réparation de la perte de substance opératoire. Dix séances sont un maximum rarement atteint.

Soins consécutifs. — Pour empêcher la réunion immédiate des lambeaux incisés, laquelle produirait des trajets fistuleux, on badigeonne la plaie après chaque intervention avec une solution d'iodure de potassium ioduré (iode métalloïde 0,20. KI 0,50, glycérine 50, eau 10).

Après la discision, il est quelquefois nécessaire de

faire la toilette de l'amygdale, c'est-à-dire, de détruire les lambeaux flottants qui résultent de l'ouverture des cryptes. On les enlève avec les ciseaux, et on détruit les adhérences de l'amygdale aux piliers avec le galvano-cautère qui est l'instrument de choix pour cet usage.

IX. — IGNIPUNCTURE

Caustiques chimiques. — Lorsqu'en raison de leur conformation, de leur structure, ou de toute autre cause, les amygdales ne peuvent être enlevées, soit par l'amygdatolome, soit par le serre-nœud galvanique, on en opère la destruction à l'aide des caustiques. Nous ne parlerons que pour mémoire des caustiques chimiques tels que la pâte de Vienne, la pâte de Londres, que quelques praticiens ont appliqués à la cure de l'hyper-trophie tonsillaire. Ce sont là des agents difficiles à manier, et la méthode qui les utilise est, somme toute, trop lente et trop douloureuse pour mériter autre chose qu'une mention. La cautérisation ignée est au contraire un procédé absolument pratique sur lequel quelques détails ne seront pas superflus.

La fréquence relative de l'hémorragie provoquée par l'amygdalotomie, et, d'autre part, la répugnance que manifestent nombre de malades et même quelques médecins contre tout ce qui ressemble de près ou de loin à une opération sanglante, fût-elle d'ailleurs simple et rapide, réservaient d'avance à l'ignipuncture un appoint considérable.

La méthode, comme on sait, consiste essentiellement, en attaquant l'amygdale par le feu, à la réduire à sa plus simple expression, tant par les pertes de substance qui résultent de brûlures répétées que par la rétraction cicatricielle active qui les suit et achève le travail qu'elles ont ébauché, en amenant assez rapidement une atrophie plus ou moins parfaite par organisation fibreuse progressive.

Thermocautère et galvanocautère. — Il existe pour pratiquer cette méthode deux genres d'instruments, de mérites un peu inégaux, au point de vue des résultats et du manuel opératoire : le thermocautère et le galvanocautère.

Bien évidemment, une pointe fine et recourbée du thermocautère Paquelin pourra fort bien être utilisée pour l'ignipuncture tonsillaire, et dans bien des cas sera, faute de mieux, suffisante, d'autant plus que cet instrument entre dans l'arsenal de la majorité des praticiens, et qu'un des inconvénients dont on l'a surtout accusé, soit la production d'une chaleur rayonnante excessive, susceptible de provoquer des brûlures à distance, n'existe plus actuellement, depuis ses derniers perfectionnements. On peut encore cependant lui reprocher de ne pouvoir être introduit que rouge dans la cavité buccale. En outre, pour bien fonctionner, une pointe de thermocautère doit toujours offrir un certain calibre qui est constamment supérieur à celui des anses galvaniques fines. Enfin, le chauffage est toujours d'une réglementation assez imparfaite. Pour ces différentes raisons, l'emploi du galvanocautère sera préféré toutes les fois que l'on pourra en disposer.

Avantages du galvanocautère. — La cautérisation

électrique a pris actuellement une place importante dans la pratique de tous les laryngologistes, et, si elle exige un outillage un peu compliqué, surtout peu portatif, une certaine adresse acquise, on ne peut lui refuser des qualités incontestables d'élégance et de précision. Dans la pratique rurale, le thermocautère avec ses récentes améliorations peut répondre à presque tous les besoins, alors que le galvanocautère est d'un usage plus compliqué et exige un outillage plus coûteux. Dans les grands centres, au contraire, le médecin a d'autant moins de peine à utiliser ce dernier qu'il s'adapte à quantité de petites opérations tant dermatologiques que pharyngées, qui sont à la portée de tous, et auxquelles le malade peut venir lui-même se soumettre. Enfin, les plus récents perfectionnements de l'industrie électrique ont singulièrement amélioré les appareils indispensables, en substituant aux piles à immersion, toujours sujettes à donner des courants inconstants, par la production intérieure de circuits de polarisation, des accumulateurs avec lesquels la régularisation absolue du courant est précise et aisée.

Les avantages du galvanocautère dans le traitement de l'hypertrophie tonsillaire ne sont plus à prouver et les auteurs qui, tant en France qu'en Allemagne, en Angleterre et surtout en Amérique, ont chanté ses louanges, sont maintenant légion. Il se présente d'abord au patient avec les apparences d'un instrument bénin, puisqu'il peut être porté à froid jusqu'au point où il doit agir ; il ne rayonne pas, donne une somme de calorique dont l'intensité se règle à volonté, se refroidit instantanément dès que le courant est interrompu, et son application ne provoque en général qu'une douleur très endurable.

Indications de l'ignipuncture. — Les indications de l'ignipuncture ne sont pas comprises de même façon par tous les auteurs et son domaine a des limites très différentes, selon les uns ou les autres. Cependant, sur un petit nombre de points, l'accord semble fait à peu près définitivement. Et les cas qui réclament son intervention sont précisément ceux dans lesquels l'amygdalotomie est contre-indiquée, ou rendue tout au moins discutable par des conditions, telles que l'âge adulte, l'hémophilie, la disposition étalée ou enchatonnée des glandes hypertrophiées.

Si l'amygdalotomie demeure pour le plus grand nombre l'opération de choix chez les jeunes enfants, en raison de la rapidité de son exécution et du peu de risques qu'elle fait courir, il ne s'en trouve pas moins des fervents de l'ignipuncture qui lui donnent la préférence, même dans le jeune âge. C'est ainsi que MM. Ruault et Balme, et encore plus M. Quenu, disent en obtenir d'excellents résultats même chez des sujets de six à sept ans, qui ouvrent docilement et spontanément la bouche pour être cautérisés. Garrisson [1] déclare qu'avec un peu de douceur et de persuasion cette méthode est applicable à l'enfance. Par contre, J. Wright [2]

1. G.-B. GARRISSON, the Galvano-cautery for the treatment of hypertrophy of the tonsils in children and adults. (*The Journ. of Ophth. and of Laryngol.*, janv. 1890.)
2. J. WRIGHT, the Galvano-cautery in the treatment of enlarged tonsils. (*Med. News,* 24 mars 1888.)

avoue ne s'en être jamais bien trouvé avant douze ans. Il considère au-dessous de cet âge l'opération méthodique comme impossible. On arrive parfois à faire accepter au petit malade la première, à la rigueur, la seconde séance, puis on se voit contraint d'en rester là; on a alors perdu la ressource de l'amygdalotomie, et l'on n'a obtenu comme résultat que la formation entre les piliers d'une masse de tissu déchiqueté, anfractueux, plein de clapiers où s'accumulent les débris sécrétoires ou alimentaires. H. Knight [1] fait remarquer que les adultes, malgré la cocaïne, se plaignent souvent de la douleur occasionnée par l'ignipuncture, à plus forte raison, les enfants.

Quoi qu'il en soit, l'adolescence semble *a priori* le moment de choix, en ce sens qu'à cette période de la vie on peut compter d'une part sur une docilité suffisante pour réaliser une cautérisation régulière, et que, d'autre part, on opère sur des amygdales encore molles, c'est-à-dire appartenant à la variété histologique qui, de l'aveu de tous les auteurs, se prête le mieux à la rétraction cicatricielle consécutive à l'ignipuncture, et cela, après un très petit nombre de séances. C'est donc dans ces conditions que l'on aura les meilleures chances d'obtenir des résultats rapides et complets.

Électrode. Conditions qu'il doit remplir. — L'agent principal de l'ignipuncture galvanique est représenté par un fil de platine recourbé en un V très allongé, lequel devient incandescent sous l'influence du passage

---

1. H. KNIGHT. (*Journ. of the americ. Med. Assoc. Chicago.* 10 oct. 1891.)

d'un courant électrique. Comme nous l'avons dit, l'intensité de ce courant peut être réglée à volonté, et, par suite, le degré d'incandescence. Un bouton placé sur le manche de l'instrument permet d'envoyer et d'interrompre instantanément le courant dans l'anse de platine. Celle-ci est plus ou moins pointue, plus ou moins mousse, suivant l'effet que l'on en attend. Le fil en doit être de force suffisante, pour ne pas se déformer lorsqu'on le porte au blanc. D'autre part, il importe de disposer d'un courant puissant, capable au besoin de porter au blanc la pointe sur une longueur de 2 centimètres environ. L'inclinaison de la pointe sur le manche de l'instrument peut être variée en mille manières, suivant les besoins de l'opération, qui exige qu'elle soit, tantôt rectiligne, tantôt repliée sous différents angles (à angle droit ou à angle obtus).

Chez les adultes, ou chez les enfants dociles, un abaisse-langue est le seul accessoire utile; chez les sujets moins faciles, on est obligé d'employer l'ouvre-bouche de Collin. Un bon éclairage est indispensable.

Anesthésie, locale seulement. — Ici, comme à propos de l'amygdalotomie, se pose la question de l'anesthésie. Nous voulons dire l'anesthésie locale, car de l'autre il n'est pas question pour une intervention si bénigne. De cette première même, l'utilité n'est pas pour tous absolument démontrée. On la réalise par un badigeonnage vigoureux de l'amygdale avec une solution forte de chlorhydrate de cocaïne (10 ou 20 p. 100), ou mieux, avec un mélange de parties égales des solutions suivantes : chlor. de cocaïne, 10 p. 100; acide phénique,

5 p. 100. Chez les enfants, M. Ruault préconise le saccharate de cocaïne, dont les solutions offrent le grand avantage d'être sucrées et exemptes de la saveur amère très désagréable que procure le chlorhydrate habituellement employé. Le badigeonnage doit être pratiqué cinq minutes avant l'opération. Malgré cette précaution, la douleur est rarement absolument supprimée; fréquemment, elle n'est même atténuée que dans une proportion très relative. D'autre part, par elle-même, l'application de la cocaïne ne laisse pas d'être assez désagréable. Elle éveille chez certains sujets une sensation de corps étranger fort gênante, qui excite des efforts de vomissement. Pour ces différents motifs, beaucoup de malades préfèrent se priver de l'anesthésie, qui leur paraît trop souvent plus incommode que la douleur opératoire elle-même.

Manuel opératoire. — La pointe galvanocaustique est toujours portée froide jusqu'au point qu'elle doit cautériser, c'est-à-dire, soit à la surface de l'amygdale, soit à l'intérieur d'une crypte. Voici, en effet, quelle est la pratique la plus répandue. Tantôt la tumeur tonsillaire est transfixée de part en part et d'avant en arrière, parallèlement à la paroi latérale du pharynx, de façon à former un trajet ayant une entrée et une sortie, ce qui évite les cratères (Balme). Tantôt, l'électrode recourbée est introduite à froid jusqu'au fond d'une crypte, portée à blanc, puis attirée un peu vers la ligne médiane, de manière à détruire sur son passage la paroi qui se trouve attaquée dans cette direction, et à ressortir ainsi du parenchyme tonsillaire. Tous les orifices lacunaires praticables sont traités de la même manière. Quand aucun n'est visible, la pointe du galvanocautère se fraye elle-même un chemin pour pénétrer dans la glande. Quelle que soit la méthode choisie, il est de règle absolue de ne jamais interrompre le courant avant que la pointe soit absolument dégagée des tissus qu'elle a brûlés; autrement elle y resterait adhérente et on serait contraint pour l'en détacher d'employer la force, ce qui provoquerait une vive douleur et une petite plaie par arrachement, capable de saigner.

Nombre de piqûres. — Telle est la marche générale à suivre dans la pratique de l'ignipuncture. Beaucoup d'auteurs règlent systématiquement le nombre des piqûres qu'il convient de faire en une séance, sur l'une ou sur les deux amygdales. C'est ainsi que Balme prescrit cinq ou six cautérisations sur chaque amygdale: Garrisson, le même chiffre, et aussi Knight : G. Cullen [1]. deux ou trois seulement : Kellogg [2], trois ou quatre : Ingals une ou deux ; Quenu [3], trois. Il nous semble peu logique avec J. Wright de fixer ainsi à l'avance un nombre immuable. Le mieux est de se régler. et sur le volume, la consistance de l'amygdale hypertrophiée. et sur la sensibilité du sujet soumis à la cautérisation. Assurément, faire beaucoup de besogne en une séance est un but auquel on doit tendre, car, plus on en

1. Gilbert J. Cullen, Treatment of hypertrophied. tonsils by means of ignipuncture. (*Cincinnati, Med. Journ.* Mai 1891.)
2. A. Kellog. (*Med. Times*, Nov. 1890.)
3. Quenu. (*Société de Chirurgie*, 7 mai 1890.)

pourra faire, moins grand naturellement sera le nombre des séances indispensables. Chez les adultes courageux, peu nerveux, J. Wright ne craint pas de multiplier les piqûres, assez pour recouvrir la totalité de l'amygdale d'une large eschare. Chez les enfants, au contraire, chez les sujets émotifs et pusillanimes, on devra savoir se borner, si l'on veut ne pas épuiser la patience de son malade, et lui faire mieux accepter les interventions suivantes.

Nombre de séances. — Ce que nous venons de dire du nombre des piqûres en une séance, nous pouvons le répéter au sujet du nombre de séances nécessaire pour arriver à un résultat parfait, c'est-à-dire à l'atrophie complète des deux amygdales. La longueur du traitement est un des reproches que l'on adresse le plus fréquemment à l'ignipuncture, et cette objection n'est pas toujours fondée, en ce sens que cette lenteur est en général très relative, et sous la dépendance directe du plus ou moins de zèle apporté à sa tâche par le médecin, et du degré de patience déployé par le malade qui participe ainsi à l'œuvre de celui qui le soigne. En un mot, nous le répétons, mieux les séances seront remplies, moins grand sera leur nombre. Cette vérité incontestable ressort nettement de la pratique des différents laryngologistes. C'est ainsi que Ingals, qui ne fait que deux piqûres par séance, ne demande pas moins, pour arriver à un résultat, de vingt à trente séances; on conçoit, dans ces conditions, qu'il se prononce hautement en faveur de l'amygdalotomie, qui, à son avis, est le meilleur traitement. Ceux qui, au contraire, à l'exemple

de M. Quenu[1], de M. Ruault, de M. Balme, de J. Wright,
Garrisson, Kellogg, Knight, pratiquent en une séance une
moyenne de cinq à six piqûres sur chaque amygdale, et
ne craignent pas d'augmenter ce nombre chez les sujets
dociles, parviennent aisément à restreindre dans des
limites très raisonnables la durée du traitement. Balme,
J. Wright, Knight, affirment que, dans de bonnes conditions, sur des amygdales molles, une seule séance est à
la rigueur suffisante. C'est là, il est vrai, l'exception,
car la moyenne courante oscille en général entre
trois, quatre, cinq ou six séances. Garrisson porte ce
chiffre à six ou dix. J. Wright donne un maximum de
quinze et ajoute que la moitié suffit le plus souvent.
M. Quenu dit se contenter en général de deux séances
chez les enfants, et de trois ou quatre chez les jeunes gens.

Intervalle entre chaque séance. — Il est un point sur
lequel les avis paraissent moins partagés. c'est l'intervalle qui doit être ménagé d'une séance à l'autre. Ce
temps se trouve effectivement réglé par l'évolution
naturelle des brûlures provoquées par la cautérisation,
évolution qui est toujours, à peu de chose près, cyclique.
Au niveau de chaque piqûre se forme une petite eschare
grisâtre qui se détache et s'élimine dans un délai de six à
dix jours (QUENU); la cicatrisation est ensuite très rapide.
Si donc quelques opérateurs se contentent d'un intervalle de trois à six jours entre deux interventions consécutives (G. CULLEN) ou de huit jours (KELLOGG, INGALS),
pour la grande majorité, le chiffre dix semble repré-

1. *Loc. cit.*

senter un minimum, et la prudence commande de préférer douze ou quinze. Passé ce temps, en effet, les vestiges de la précédente cautérisation sont complètement effacés et l'on peut sans aucun risque recommencer.

Durée totale du traitement galvanocaustique. — Un calcul élémentaire basé sur les données précédentes permet de juger dans quelles limites étendues varie la durée totale du traitement par l'ignipuncture, puisque, si l'on en croit ceux qui prônent la temporisation, il peut se prolonger pendant sept et même dix mois (INGALS), tandis qu'avec une meilleure entente des interventions, un ou deux mois doivent suffire largement (QUENU).

Douleur, incidents opératoires, suites. — Nous ne reviendrons pas sur la douleur que provoque cette petite opération; très exagérée par ses détracteurs, elle est, de l'avis du plus grand nombre des malades, très supportable; la manière dont nombre d'enfants l'endurent et s'y exposent le prouve du reste surabondamment. Quant aux complications qui peuvent éclater, soit pendant l'application du feu, soit consécutivement, la liste en est brève et le nombre d'exemples qui en ont été publiés demeure absolument insignifiant.

L'opération est presque toujours exsangue; il est cependant bon de savoir que la pointe tombant sur une veine ou sur un vaisseau un peu volumineux peut créer une issue au sang; mais cet écoulement est en général aisément arrêté par l'application sur le même point de l'électrode portée seulement au rouge cerise. M. Moure n'a observé qu'une fois une hémorragie sérieuse chez un jeune homme de dix-neuf ans. Ce fut, il est vrai, une hémorragie secondaire, car elle éclata le huitième jour, à la chute de l'eschare ; elle ne fut arrêtée définitivement par la compression qu'après une première tentative infructueuse. Mais c'est là un fait absolument exceptionnel. En effet, les suites de l'ignipuncture sont habituellement des plus simples. Chez les sujets peu sensibles, la réaction peut être nulle, ou ne se produire qu'après la première séance seulement ; chez les émotifs, on peut observer le soir ou le lendemain un léger train de fièvre. La douleur consécutive demeure parfois absolument insignifiante ; elle se borne le plus souvent à une dysphagie légère durant deux ou trois jours. Chez les nerveux, J. Wright a vu la douleur très vive, le lendemain et le surlendemain ; dans un seul cas (sur 1.500), la douleur se prolongea cinq jours. Une poussée aiguë d'amygdalite ou de périamygdalite est absolument exceptionnelle et due le plus souvent à l'imprudence du malade. J. Wright n'a vu qu'une fois une périamygdalite suppurée deux jours après la cautérisation. Quenu n'a observé qu'un accident inflammatoire chez une jeune fille antérieurement atteinte de bronchite. Nous signalerons enfin une complication plusieurs fois notée : l'otite moyenne aiguë purulente (T. H. STUCKY. MOURE). Elle éclate de préférence à la suite des cautérisations portant sur la partie supérieure de l'amygdale et sous l'influence du coup de froid, lorsque les malades sortent prématurément. Une otite catarrhale chronique préexistante est quelquefois le facteur principal de cette complication (MOURE).

Toilette de l'amygdale. — Après le nombre voulu de séances galvanocaustiques, il subsiste souvent dans l'intervalle des piliers une surface mamelonnée, hérissée de prolongements irréguliers, polypiformes. Il est alors indiqué de faire la *toilette* de l'amygdale (Ruault), c'est-à-dire de détruire toutes ces excroissances. Cette petite opération s'effectue à l'aide d'un fil galvanique enroulé en forme de boule, ou en forme de disque. Ce dernier acte n'est, du reste, pas toujours indispensable, et lorsque, à l'exemple de M. Quenu, on règle l'intervalle des piqûres de façon à segmenter l'amygdale dès la première séance en trois ou quatre mamelons qui sont à leur tour attaqués lors de la seconde, il est possible d'arriver, en procédant ainsi par élimination, à obtenir d'emblée une surface uniforme.

Du reste, il est impossible de se rendre compte aussitôt après la série utile de cautérisations du résultat définitif qui ne peut résulter que de la rétraction graduelle du tissu cicatriciel. Ce n'est qu'au bout de plusieurs semaines qu'il est permis d'en mesurer les effets *de visu*. Dans tous les cas, déjà après la première séance la réduction est toujours suffisante pour dégager nettement l'isthme du gosier. On peut même dire plus. Dès qu'une amygdale a été touchée au galvanocautère, elle peut désormais rester indemne de toute poussée inflammatoire aiguë. Balme relate le cas d'un enfant qui à la suite d'une ignipuncture unilatérale n'eut plus de poussées aiguës que du côté opposé. On a observé, il est vrai, des amygdalites et des périamygdalites plusieurs mois après le traitement; mais, ce fait, qui est

fréquent à la suite de l'amygdalotomie (BILLROTH), est,
avec la méthode galvanique, la grande exception.

Soins consécutifs. — Le traitement consécutif à l'ignipuncture se réduit à quelques mesures élémentaires
d'hygiène. Le malade peut en général regagner à pied
son domicile et se livrer aussitôt à ses occupations habituelles. On lui recommande pendant deux ou trois
jours de n'user que d'aliments liquides ou en purée,
et de se gargariser matin et soir et après chaque repas
avec de l'eau fraîche. Si l'on redoute la réaction inflammatoire, on peut faire suivre chaque séance d'une pul-
vérisation avec une solution antiseptique de résorcine
(1 p. 100) ou de sublimé (1 p. 2000) et prescrire un gargarisme boriqué.

Procédés rapides. Méthode de Moure. — Telle est la
galvanocaustie comme la pratique le plus grand nombre. Le manuel opératoire peut évidemment varier dans
ses détails de mille manières, et quelques laryngologistes ont cherché à obtenir des effets plus rapides en
y apportant quelques modifications. Le procédé de
M. Moure (de Bordeaux) s'éloigne un peu de la méthode
courante. Il se sert chez les enfants d'un couteau galvanique large et épais, chez les adolescents et les adultes,
du couteau du thermocautère simplement, qui, selon lui,
offre l'avantage de détruire plus de tissu et d'agir plus
profondément. Avec l'un ou l'autre de ces instruments,
il creuse sur l'amygdale de haut en bas une série de
deux à quatre sillons profonds, horizontaux, assez rapprochés pour que le pont de tissu laissé dans leur inter-

valle se trouve englobé dans leurs eschares respectives. Pour que ces sillons aient la profondeur voulue, le couteau doit disparaître entièrement dans l'épaisseur du tissu amygdalien. Après l'opération que l'on pousse plus ou moins loin en une séance, suivant l'âge et la docilité du patient, celui-ci est renvoyé chez lui avec recommandation de garder la chambre vingt-quatre à quarante-huit heures suivant la saison, et de se baigner la gorge avec une solution émolliente antiseptique[1]. La deuxième séance, qui peut être la dernière et servir au nivelage, est remise à quinze ou vingt jours. Une troisième n'est pas toujours indispensable. Il ls'agità, comme on voit, d'une intervention plus active, plus profonde que l'opération courante, et par conséquent suivie d'une réaction plus vive, exigeant une plus grande somme de précautions. On ne peut néanmoins refuser à la méthode de M. Moure le grand mérite de la rapidité. Chez les jeunes enfants, avec le galvanocautère, deux à quatre séances, suivant la sagesse du sujet, sont suffisantes. Chacune d'elles est peut-être plus douloureuse, mais on en évite l'énervante répétition. Chez l'adulte, avec le thermocautère, le même résultat peut être obtenu en une seule fois.

Méthode du docteur Pynchon. — Nous ne signalerons que pour mémoire la méthode préconisée en Amérique

---

1. Bromure de sodium ⎱ aa   6 grammes.
   Borate de soude   ⎰
   Acide phénique........   1   —
   Glycérine pure.........   50   —
   Décoction orge et racine
   de guimauve........   450   —

par le docteur Pynchon [1] sous le nom de dissection galvanocaustique, méthode qui ne semble pas, du reste,
avoir fait fortune dans son pays d'origine. Elle s'adresse
spécialement aux amygdales enchatonnées ou atteintes
d'inflammation lacunaire chronique, et consiste essentiellement en une tonsillotomie pratiquée à l'aide d'une
pointe galvanique forte, recourbée à angle droit et très
incandescente. Dans un premier temps, l'amygdale est
séparée de ses adhérences aux piliers. Une fois celles-ci
libérées, l'opérateur, dans un second temps, saisit l'extrémité supérieure de la glande et la détache de bas en haut
de l'aponévrose pharyngée. Cette opération qui est longue
et pénible, puisqu'elle ne dure jamais moins d'un quart
d'heure et peut même se prolonger une heure, ne peut
manquer d'être fort douloureuse. En outre, en une
séance, on n'opère qu'un seul côté, enfin la chute de
l'eschare est l'occasion constante d'une hémorragie.
C'est plus qu'il n'en faut pour que malades et médecins lui préfèrent l'ignipuncture banale, surtout contre
une affection en général aussi bénigne que celle qui
commande ces interventions.

X. — Morcellement des amygdales

Cette méthode tout récemment imaginée par
M. Ruault [2] consiste à abraser les parties saillantes de
l'amygdale, à l'aide d'une pince spéciale, et à panser

1. Pynchon, Remowal of Tonsillar Hypertrophy by Electro
Cautery Dissection. (*Chicago med. Soc.*, 6 octobre 1890. — *Western.
Med. Report*, déc. 1890.)
2. Voy. *Semaine médicale*, 8 mars 1893.

ensuite la plaie ainsi formée avec une solution iodurée. L'instrument employé, sorte d'emporte-pièce, se compose essentiellement d'un mors annulaire mousse, dans lequel s'emboîte l'autre mors plein, cylindrique et tranchant.

L'opération est très simple. Après anesthésie locale à la cocaïne, et s'il y a lieu, ce que décide l'exploration au crochet mousse, après libération par discision des concrétions lacunaires et des adhérences entre la glande et les piliers, on procède au morcellement avec la pince, en ayant soin que la surface libre du fragment saisi ne déborde jamais les limites de l'emporte-pièce. La saisie faite avec franchise, les mors de la pince sont rapprochés lentement, mais avec force, afin que la section soit nette. Trois ou quatre prises suffisent en général pour enlever la plus grande part de l'amygdale. La même manœuvre est répétée. s'il y a lieu, sur l'autre amygdale. Après une légère pose, une friction énergique est pratiquée sur les surfaces avivées à l'aide d'un tampon d'ouate hydrophile monté sur une pince et imbibé de la solution suivante :

Iode.	àà 1 gramme.
Iodure de potassium.	4 à 6 grammes.
Eau distillée.	

Cette application provoque une cuisson assez vive, mais de courte durée. Quelques jours à peine, une semaine au plus après l'opération, la réduction des tonsilles est considérable.

Une seule séance peut suffire à faire disparaître l'hypertrophie. Après une deuxième, quelquefois utile, un résultat complet est toujours obtenu.

Ce nouveau procédé serait préférable à l'amygdalotomie, car il n'occasionne qu'un écoulement sanguin
insignifiant; il serait, d'autre part, supérieur à l'ignipuncture, car il est bien moins douloureux et ne provoque
nulle réaction locale ni générale.

Il semble donc que le morcellement soit appelé, dans
un avenir prochain, à prendre une place importante
dans la thérapeutique de l'hypertrophie tonsillaire, dans
l'histoire duqael elle il marque un réel progrès.

DEUXIÈME PARTIE

HYPERTROPHIE DE L'AMYGDALE PHARYNGÉE

I. — Anatomie pathologique

Définition de l'hypertrophie. — Les auteurs ne sont pas absolument d'accord sur le degré de développement nécessaire pour constituer à proprement parler l'hypertrophie morbide de la glande de Luschka, et ce manque d'entente résulte surtout des notions peu précises que nous possédons encore sur l'état normal du nasopharynx, C'est ainsi que pour John Dunn[1] l'idée avancée par Luschka, que chez les sujets sains le tissu adénoïde du nasopharynx offrirait toujours un quart de pouce d'épaisseur devrait être regardée comme absolument inexacte, car, s'il faut en croire l'auteur américain, à l'état sain, la muqueuse qui tapisse le cavum serait absolument unie et ne présenterait ni plis ni rides. Nous sommes loin, comme on le voit, de la description classique de l'anatomiste qui a légué son nom à la glande de l'arrière-cavité des fosses nasales.

Quoi qu'il en soit de ces idées théoriques, l'hypertrophie de l'amygdale pharyngée ne devient intéressante pour le médecin que lorsqu'elle donne naissance à des troubles fonctionnels appréciables.

1. J. Dunn. (*N.-Y. Med. Journ.*, 9 avril 1892.)

Aspect macroscopique. Formes diverses. — Nous devons dès maintenant donner une idée de la forme des excroissances adénoïdes qui se développent aux dépens des éléments de la glande de Luschka. Nous y reviendrons avec plus de détails, à propos de l'étude des signes physiques de la maladie.

Dans une première série de cas, il est impossible de distinguer aucun vestige de tumeur saillante. La muqueuse qui tapisse le nasopharynx est simplement épaissie d'une manière uniforme par une infiltration également distribuée de tissu adénoïde qui la double, et se trouve accrue dans sa masse entière.

Mais ce n'est pas là la forme vulgaire. Le plus habituellement, l'hyperplasie est bien plus irrégulièrement disposée et l'on observe, appendues à la voûte du pharynx, une multitude de saillies mollasses arrondies ou piriformes simulant par leur agrégation des grappes et qui justifient réellement la dénomination courante de végétations adénoïdes, ou l'expression plus juste proposée par J. Wright[1] de papillomes lymphoïdes. Parfois, ces excroissances ont poussé avec une exubérance telle, que, serrées les unes contre les autres, elles comblent entièrement la cavité nasopharyngienne ; plus clairsemées dans d'autres cas, elles sont mobiles et se déplacent d'autant plus facilement que leur forme est plus allongée et leur pédicule plus grêle.

Une variété d'hypertrophie plus rare, surtout propre

____

1. J. WRIGHT, Lymphoïd hypertrophy in the pharyngeal vault. (*The Journ. of the americ med. Assoc.*, 23 août 1890.)

à l'âge adulte, est caractérisée par une tumeur arrondie unique à surface lisse, à consistance plutôt dure, à pédicule large, très comparable comme aspect général à un polype fibreux de la même région.

Formes mixtes. — On peut observer enfin chez certains sujets un mélange des différentes formes que nous venons de signaler. C'est ainsi qu'il n'est pas rare de constater, après l'ablation d'une première masse homogène, implantée sur la voûte postérieure du pharynx, l'existence sur les côtés du cavum, de végétations molles, disséminées, qu'il faut enlever lors d'une deuxième intervention.

Caractères histologiques, Muqueuses. — Grâce aux examens minutieux pratiqués par M. Cornil [1], par M. Chatellier [2], plus récemment par MM. Luc et Dubief [3], par MM. Nicolle et Cuvillier [4], l'histologie pathologique des tumeurs adénoïdes est à l'heure actuelle définitivement faite. Le tissu lymphoïde plus ou moins considérablement hyperplasié en forme la base constante et presque unique. C'est dire que leur constitution intime est des plus simples. Extérieurement, elles sont tapissées de l'épithélium de revêtement normal de cette région, autrement dit, d'une couche de cellules cylindriques allongées à cils vibratiles. L'extrémité superfi-

1. Cornil et Hanvier, *Manuel d'Histologie pathologique*.
2. Chatellier, Des tumeurs adénoides du pharynx. (*Th. de Paris*, 1886.)
3. Luc et Dubief. (*Archives de Laryngologie*, 1890.)
4. Cuvillier, Des végétations adénoïdes chez l'adulte. (*Thèse de Paris*, 1891.)

cielle de ces dernières est munie d'un plateau polygonal surmonté d'un pinceau de cils vibratiles très nets. Leur extrémité profonde est au contraire effilée, et le noyau de la cellule ovoïde en est plus rapproché que de l'autre. Au milieu de ces éléments cylindriques se rencontrent çà et là quelques cellules caliciformes. Cette première couche épithéliale repose elle-même sur un lit de cellules arrondies, nombreuses, serrées les unes contre les autres, comblant les interstices ménagés par les racines effilées des cellules cylindriques, et formant deux ou trois zones. La plus superficielle est formée d'éléments ovoïdes à grand axe perpendiculaire à la surface muqueuse, la plus profonde, d'éléments sphériques; ceux qui constituent la zone moyenne tiennent le milieu entre les deux formes extrêmes. Les noyaux de ces cellules, très volumineux, sont entourés d'un protoplasma peu abondant. Cette couche n'a d'autre destination que de pourvoir à l'entretien de l'épithélium, qui la recouvre et qui en représente l'état adulte, et de combler les vides qu'y creuse une incessante desquamation : elle est composée de cellules jeunes, de renouvellement, dont les formes variables de la profondeur à la périphérie constituent des phases différentes de développement. Une basement membrane sépare nettement la couche épithéliale des tissus sous-jacents. Ainsi constituée, la muqueuse suit toutes les anfractuosités de la surface des tumeurs adénoïdes, s'adossant à elle-même dans les interstices des végétations, et formant des culs-de-sac qui, en s'oblitérant, peuvent engendrer des kystes véritables. Chez les sujets adultes, la couche épithéliale peut manquer par places et présenter des solutions de continuité, surtout au niveau des parties saillantes. Mais, dans les interstices des tumeurs, on la retrouve toujours avec des caractères propres.

Tissu propre. — Immédiatement au-dessous de la basement membrane se trouve, sans interposition d'aucun chorion, ni d'aucune couche papillaire, le tissu adénoïde type qui entre constamment dans la structure de l'amygdale pharyngée. On remarque seulement que la partie la plus superficielle en est formée de mailles allongées, plus uniformes à grand axe parallèle à la direction de la basement membrane. Puis, au-dessous, se voit une couche régulière de follicules clos alignés côte à côte et identiques, quant à leur texture, à ceux de l'amygdale palatine.

Le corps même des végétations est constitué par un réticulum serré de fibrilles entrecroisées, avec çà et là des noyaux, au niveau des points d'entrecroisement. Ce réseau n'est du reste visible que sur les préparations traitées préalablement par le pinceau. Plus, en effet, que dans aucun tissu de même nature, les mailles en sont farcies de cellules lymphatiques qui s'y pressent en nombre infini. Celles-ci sont sphériques, contiennent un noyau unique très volumineux qu'entoure une mince couche de protoplasma.

Vaisseaux. — Un réseau vasculaire assez riche parcourt d'habitude ces tumeurs. De ces canaux sanguins, les uns sont des artérioles véritables, munies d'une couche musculeuse épaisse, les autres ne possèdent d'autre paroi propre que leur couche endothéliale. Sur tous viennent s'implanter directement les fibrilles du réticulum qui font corps avec leur surface externe.

Chez l'adulte, MM. Luc et Dubief ont pu mettre en évidence d'abondantes traînées de tissu fibreux le long des vaisseaux, ce qui rendrait assez bien compte de la consistance dure de certains papillomes adénoïdes. Néanmoins, MM. Nicolle et Cuvillier n'ont pas retrouvé ce détail dans leurs préparations.

Microorganismes. — M. Chatellier s'est livré sur les tumeurs adénoïdes à la recherche des microorganismes, et il a pu, au sein même de leur parenchyme, aussi bien qu'à leur surface, décéler la présence de germes très divers, appartenant pour la plupart aux espèces communément isolées dans la cavité buccale (staphylocoque blanc et doré, streptocoque pyogène, micrococcus tetragenus), ce qui montre combien il est important de désinfecter cette région, avant d'y intervenir chirurgicalement.

II. — Causes de l'Hypertrophie de l'Amygdale pharyngée

Étiologie encore obscure. — L'étiologie de l'hypertrophie de l'amygdale pharyngée est encore assez obscure, et si les conditions qui président au développement de la forme infantile commune, de la maladie, commencent à être bien connues, il n'en est pas de même de celles qui favorisent l'éclosion des végétations à début plus tardif, telles qu'on les observe chez les adolescents et chez les adultes, sur l'origine desquelles l'accord est loin d'être fait.

Climat, sans valeur. Fréquence. — Il ne paraît pas juste d'attribuer dans la genèse de la maladie une bien réelle valeur à certaines conditions climatériques et météorologiques. On l'a observée en effet sous toutes les latitudes et, malgré l'avis de certains auteurs, elle est loin d'être l'apanage exclusif des pays froids et humides. Ce qui a contribué surtout peut-être à répandre cette notion, ce sont les observations de Meyer, auteur du premier travail important sur ce sujet, lesquelles furent toutes plus ou moins prises à Copenhague, pays dont le climat offre en effet les attributs en question. J. Wright la regarde comme plus fréquente dans les grands centres urbains, et aussi dans les villes situées sur le littoral. Quoi qu'il en soit, les sujets qui en sont atteints semblent très nombreux, et en des pays très divers ; et la fréquence extrême des tumeurs adénoïdes s'affirme de plus en plus, à mesure que l'on apprend à les mieux diagnostiquer. Meyer dit avoir constaté la maladie une fois sur mille enfants soumis à son examen. A New-York, Chappel [1], sur 2,000 enfants, ne l'a pas observée moins de soixante fois. Il est vrai que ces statistiques ne portent que sur la classe pauvre de la société, et que, dans la pratique de la ville, la proportion serait très probablement moins forte.

Age. — Entre les causes prédisposantes, l'âge est une des plus constantes et des moins contestables. De l'aveu de tous les auteurs, c'est en moyenne de cinq à

1. CHAPPEL. (*Americ. Journ. med. S.*, févr. 1889, p. 148.)

dix ans que l'on rencontre le plus souvent l'hypertrophie pharyngée. Au-dessous de cinq ans, il est possible qu'elle existe déjà à l'état d'ébauche, mais les cas dans lesquels elle donne lieu à des troubles fonctionnels notables sont bien moins communs ; on l'observe cependant encore de temps en temps chez les nouveau-nés, dont elle peut entraver sérieusement l'alimentation par l'obstacle qu'elle apporte à la succion normale. Après dix ans, la fréquence tend à décroître jusqu'à quinze et surtout dix-huit ans, âges correspondant à l'évolution de la puberté qui en général donne le signal d'une régression fibreuse spontanée des végétations.

Végétation chez l'adulte. — Longtemps on a cru que, en dehors du jeune âge, il n'existait pas de tumeurs adénoïdes ; mais cette opinion ne tient plus actuellement en face des faits bien observés qui la contredisent absolument et prouvent que la régression normale de la puberté peut manquer. M. Ruault a vu l'amygdale pharyngée hypertrophiée chez une femme de quarante-sept ans et chez un homme de soixante-trois. Cuvillier dans sa thèse relate quatre observations ayant trait à des sujets dont l'âge varie de trente-quatre à soixante-quinze ans (trente-quatre ans, quarante-cinq ans, soixante et soixante-cinq ans). Il est souvent difficile de déterminer si ces végétations observées à un âge avancé sont de développement récent, ou si elles datent de l'enfance. Des déformations faciales manifestes permettent parfois de conclure sans hésitation en faveur de la deuxième hypothèse, car elles restent comme un témoignage irréfutable d'une obstruction nasale à l'âge de l'évolution du squelette.

Hérédité, — L'influence de l'hérédité, admise par les uns, absolument rejetée par les autres, n'est pas encore définitivement prouvée. Toutefois, en présence de certains faits, il est assez difficile de la nier. Il n'est pas absolument rare, en effet, de voir plusieurs membres d'une même famille, ascendants et descendants, atteints de tumeurs adénoïdes. Mais il ne s'agit pas toujours d'une hérédité similaire; on peut quelquefois ne retrouver chez les parents que certaines diathèses, telles que : le lymphatisme, la tuberculose ou la syphilis (TRAUTMANN). Le tempérament lymphatique qui semble nettement comporter une prédisposition aux hyperplasies lymphoïdes est un de ceux que l'on relève le plus aisément dans les antécédents. Il s'agit alors d'une hérédité de terrain. Lorsque la transmission est similaire et directe, il semble que l'affection en question puisse se développer d'une manière en quelque sorte congénitale. C'est du moins ce qui ressort des observations de J. Wright et de Thomson[1], dont l'un a constaté des végétations chez un enfant de quelques mois seulement, l'autre chez un enfant de trois semaines. Le père de ce dernier, au dire de Thomson, était atteint de polypes des cordes vocales. Enfin, l'idée développée par M. Balme, qui veut faire de l'hypertrophie de l'amygdale pharyngée un stigmate de dégénérescence, cadre assez bien avec ce que nous avons dit à propos des tares diverses qu'il est fréquent de noter

---

1. A. THOMSON. (*The Cincinnati Lancet clinic.* 27 février 1892.)

dans le passé des adénoïdiens. Cet auteur, du reste, a suffisamment étayé sa manière de voir sur les nombreux cas de végétations qu'il a pu recueillir chez les idiots et les dégénérés de la colonie de Vaucluse.

Déformations faciales primitives ou secondaires. — Pour lui, ce que les ascendants transmettent à leurs rejetons, c'est moins la prédisposition aux hypertrophies lymphoïdes qu'une conformation osseuse du pharynx et des fosses nasales qui favorise singulièrement le développement des végétations. Certaines atrésies des cavités de la face relèvent en effet directement de malformations crâniennes héréditaires consistant essentiellement dans l'infériorité du diamètre transversal de la base du crâne. Nous reviendrons, du reste, sur toutes ces altérations du squelette, qui tiennent une si grande place dans le tableau général de la maladie et semblent devoir être considérées, tantôt comme effets de l'obstruction nasale, tantôt au contraire, chez les dégénérés, comme cause prédisposante active. J. Wright donne à titre d'argument en faveur de cette dernière interprétation le fait curieux de la rareté extrême des végétations adénoïdes chez les nègres qui par conformation de race ont le palais aplati, les pommettes larges et la cloison rectiligne.

Causes d'irritation banales. — Moins la prédisposition héréditaire existe, plus tard se développe la maladie et plus devient prépondérant le rôle étiologique de toute la série des causes d'irritation locale. Au nombre de celles-ci, il faut placer en première ligne les inflammations subaiguës répétées du nasopharynx (catarrhe nasopharyngien aigu dû lui-même au froid, au surmenage vocal, etc.) et les phlegmasies chroniques de la pituitaire (rhinite hypertrophique). C'est indirectement en éveillant ces paroxysmes diversement localisés qu'il est permis d'admettre l'influence des transitions brusques et fréquentes de température, et de l'inhalation d'un air sec et chaud ou de poussières irritantes.

Maladies infectieuses. — L'influence de certaines maladies infectieuses à déterminations nasopharyngées paraît bien moins douteuse. Il n'est pas rare de voir se dérouler tous les signes de l'hypertrophie pharyngée quelques mois ou même quelques semaines après une atteinte de diphtérie, de scarlatine, de rougeole ou de coqueluche. La fièvre typhoïde est susceptible de jouer un rôle identique. La syphilis en tant qu'irritant prolongé du pharynx peut également être l'origine d'une poussée hypertrophique. Chez des sujets déjà porteurs de tumeurs adénoïdes, l'intervention de ces affections diverses peut donner une nouvelle activité au processus. Il est permis d'admettre, en tout cas, comme cause incitatrice un apport de germes infectieux capables de jouer dans la genèse du mal un rôle véritablement actif (BALME).

C'est en multipliant les causes d'irritation telles que la rhinite et le catarrhe chronique nasopharyngien favorisés par une suppression plus ou moins complète de la respiration nasale suppléée par la buccale que les déformations primitives de la face, et en particulier la sténose nasale, peuvent être considérées comme d'importants facteurs étiologiques.

Comme nous l'avons déjà fait remarquer, l'hypertrophie des amygdales palatines coexiste très fréquemment avec les végétations adénoïdes du nasopharynx, et cela surtout chez les jeunes enfants qui sont atteints aussi en même temps d'hyperplasie des glandes folliculeuses du pharynx, ensemble clinique qui est décrit sous le nom de pharyngite hypertrophique généralisée. Trautmann a noté cette coïncidence soixante-douze fois sur cent cinquante cas. Chez l'adulte, elle se rencontre encore assez souvent, tout en étant beaucoup moins constante.

II. — SYMPTOMATOLOGIE

Historique. — Les signes fonctionnels provoqués par la présence de végétations dans le nasopharynx sont connus depuis fort longtemps. Ils constituent, en effet, un tableau clinique si frappant et si caractéristique, qu'il eût échappé difficilement aux observateurs anciens. Seule, leur interprétation correcte est de date relativement récente, puisque, avant le mémoire de Meyer, de Copenhague, tous ces troubles étaient mis uniquement sur le compte de l'hypertrophie des tonsilles palatines, seul phénomène physique qui frappât directement la vue, et qui coexiste du reste presque toujours avec la cause véritable.

Dupuytren avait déjà fait la remarque de ce fait, que chez bien des enfants les troubles attribués à de grosses amygdales palatines ne disparaissaient pas, ou ne s'effaçaient qu'imparfaitement après leur ablation, mais cette observation n'avait été pour lui l'occasion d'aucun commentaire et d'aucune recherche. En 1860, Kzermak publie une observation qui se rapporte vraisemblablement à cette maladie. En 1862, Andrew Clarke publie un mémoire sur une affection glandulaire du nasopharynx qui est probablement l'hypertrophie de l'amygdale pharyngée. En 1865, Voltolini et Lœwenberg rapportent des cas de surdité ayant cette dernière pour origine. Mais c'est à Meyer, de Copenhague, que revient bien réellement le mérite et l'honneur d'avoir le premier présenté cette maladie au monde médical. Son travail, basé sur un ensemble de cent deux observations accompagnées d'examens histologiques, représente une étude complète de cet état morbide dont il montra nettement la cause véritable comme siégeant dans le nasopharynx. Ce fut lui qui donna au néoplasme, substratum anatomique du mal, le nom de végétations adénoïdes. Depuis, en dehors de quelques points de détail, on n'a que peu ajouté à cette description magistrale qui a servi de base à tous les travaux parus sur la matière. Seule, pour ainsi dire, la thérapeutique a varié grâce à l'invention de nombreux instruments plus ou moins ingénieux destinés à l'ablation de ces tumeurs. Car c'est un sujet sur lequel l'imagination des chirurgiens et des constructeurs, s'est, comme on le verra, largement donné carrière.

Troubles fonctionnels. — Les troubles fonctionnels occasionnés par la présence dans l'arrière-cavité des fosses nasales, de végétations volumineuses, sont en général assez frappants et, lorsqu'on les constate chez un enfant, il est rare que l'on hésite longtemps avant de les rapporter à leur véritable cause. En effet, la plupart du temps, ceux qui attirent d'abord l'attention des parents sont des troubles surtout mécaniques qui découlent logiquement de la présence d'un obstacle comblant le nasopharynx. Il est facile de les imaginer, si l'on se rappelle que cette région représente le carrefour de canaux de divers ordres, les fosses nasales en avant, le pharynx en bas, les trompes d'Eustache sur les côtés. On conçoit aisément de quelle façon les fonctions normales de ces différentes voies pourront être altérées par l'existence en ce point d'une néoplasie.

Troubles mécanique. Respiration. — Ces symptômes mécaniques peuvent se résumer en deux mots : gêne de la respiration nasale suppléée par la respiration buccale. A l'état de veille, cette gêne peut passer inaperçue ou du moins être considérablement atténuée au repos. Elle ne devient bien appréciable qu'à l'occasion des efforts, d'une course un peu précipitée, de l'ascension d'un escalier, tous actes qui provoquent une oppression exagérée par rapport à la somme de force dépensée. Après ces exercices, la dyspnée est rendue sensible au regard de l'observateur par le facies du sujet qui ouvre largement la bouche à la recherche de l'air qui lui manque.

Mais c'est pendant le sommeil que les troubles respiratoires tendent le plus à s'accentuer, et acquièrent des caractères spéciaux bien propres à éveiller l'attention de l'entourage. Les parents remarquent vite que l'en-

fant ne peut s'assoupir sans ronfler, et cela souvent
très bruyamment. En passant par la bouche, l'air pénètre
entre la base de la langue et le voile du palais; celui-ci,
privé de sa tonicité musculaire normale, est flasque et
entre en vibration pendant l'inspiration. Pareil phénomène est toujours une source d'inquiétude. Dans de
semblables conditions, l'air qui arrive aux alvéoles
pulmonaires n'est bientôt plus en suffisante quantité,
et peu à peu, durant le sommeil, se dessine une ébauche
d'asphyxie. Le sang se charge par degrés d'un excès
d'acide carbonique, fait qui se manifeste par un ensemble
de signes dont le sens ne doit pas échapper à un clinicien prévenu. L'enfant qui s'était endormi paisiblement,
au bout d'un court espace de temps, se réveille en sur-
saut, en proie à une vive agitation, souvent après des
plaintes incohérentes. A ce moment la figure est légèrement cyanosée, trempée de sueurs; les mains sont
parfois refroidies. Le petit malade remis sur son séant
fait quelques larges inspirations buccales, les traits
reprennent leur calme et tout rentre dans l'ordre;
bientôt le sommeil reprend comme si rien ne s'était
passé, mais pour s'accompagner de nouveau de ronflement, et aboutir après un délai variable à la même
crise d'insuffisance respiratoire. La nuit se trouve ainsi
fractionnée en un certain nombre de sommes imparfaits
et pénibles.

Aussi sera-t-on en droit de songer aux tumeurs
adénoïdes chez tout enfant affecté de ce ronflement
sonore, phénomène absolument anormal dans le jeune
âge. Une autre particularité, rapportée par Fitzpa-

trick [1], pourra encore éveiller la même idée, c'est l'habitude que prennent beaucoup de ces petits malades de dormir sur le ventre.

Quoi qu'il en soit, lorsque les parents se décident à venir réclamer un examen médical, l'affection évolue souvent déjà depuis des années. Ceux-ci, trop accessibles aux hypothèses émises par un entourage ignorant, rendent responsables de ces divers troubles les cauchemars, l'asthme bronchique, ou simplement la croissance.

Troubles de la phonation et de la prononciation. — La voix de ces petits malades n'est pas moins caractéristique, et les modifications qu'elle subit relèvent aussi directement de l'occlusion nasale. A l'état normal, les fosses nasales forment pour les vibrations vocales une caisse de résonance qui joue un rôle capital dans la constitution du *timbre* et aussi dans la prononciation de certaines voyelles dont l'émission correcte exige un partage des ondes sonores entre la voie buccale et la voie nasale. Telles sont les voyelles *an, in, en, un*, appelées pour cette raison voyelles nasales. Dès que le nasopharynx se trouve comblé, ces nuances de prononciation ne sont plus rendues, les enfants disent mama, au lieu de maman. D'autre part, il existe deux consonnes *m* et *n* qui ne peuvent être prononcées qu'à condition que la voie nasale reste libre. Le nez pour une cause ou pour une autre est-il obstrué, *m* se transformera en *b* et *n* en *d*. D'où cette prononciation caractéristique, rapportée par Balme, de la phrase suivante : *Je n'ai pas*

1. FITZPATRICK. (*The Cincinnati Lancet clinic,* 27 fév. 1892.)

mal à mon nez » qui deviendra dans la bouche d'un adé-
noïdien : « *Je d'ai pas bal à bo dez* ». Ce qui se passe en
pareil cas est absolument le contraire de ce que l'on
observe, par exemple, chez les malades atteints de para-
lysie du voile du palais qui parlent avec une voix uniformément nasillarde.

Nous avons dit que la présence de végétations dans
le cavum altérait le timbre de la voix. En 'effet, le
parler de ces malades manque de sonorité, leur voix
est terne, comme morte, elle ne porte pas. Ces sujets
doivent-ils se faire entendre d'une personne à oreille
un peu dure ou d'une personne éloignée d'eux, ils sont
contraints de forcer le débit, et cela non sans fatigue,
pour peu que le discours dure ou se répète. Il en résulte
que les adultes atteints de tumeurs adénoïdes sont
dans l'incapacité de parler ou de lire en public pendant
un espace de temps quelque peu prolongé, sous peine
de se voir interrompus par un sentiment de lassitude
très pénible, quand un enrouement soudain et inattendu ne met pas un terme naturel à leurs paroles. Il
est vrai de dire que ces derniers accidents sont souvent plutôt sous la dépendance plus directe d'une pharyngite granuleuse, ou d'une laryngite chronique concomitantes.

Le chant est encore plus sujet à ressentir le contre-
coup de l'obstruction du nasopharynx. La voix des
individus dont il s'agit est constamment couverte,
voilée, elle est peu étendue, le registre en est en 'général restreint dans une mesure tout à fait anormale. En
outre, sans parler de la fatigue qu'entraîne toujours

même une courte séance de chant, certains exercices, tels que l'acte de filer un son, de soutenir quelque temps une même note, deviennent absolument impossibles.

Troubles sensoriels. — Parmi les sens spéciaux, deux sont presque toujours plus ou moins touchés chez les sujets atteints d'hypertrophie de l'amygdale pharyngée : ce sont l'odorat et l'ouïe, et cela en raison de l'obstacle qu'opposent les végétations au courant d'air nasal et aussi à la ventilation des trompes.

Odorat. — La perception correcte des parfums exige, on le sait, comme condition fondamentale, le passage à travers les fosses nasales de l'air qui seul peut apporter et déposer à la surface de la pituitaire les particules odorantes. Que l'on supprime ce courant d'air et l'on verra se restreindre considérablement la gamme de ces sensations si spéciales.

Audition. — L'arrière-cavité des fosses nasales étant l'aboutissant des deux conduits tubaires, on conçoit aisément que les divers phénomènes morbides qui y évoluent retentissent plus ou moins directement par cette voie sur le fonctionnement de l'audition. L'extrémité pharyngée des trompes, en vertu d'un mécanisme que nous n'avons pas à rappeler, s'ouvre à chaque mouvement de déglutition, de sorte qu'à l'état normal l'oreille moyenne se trouve d'une façon intermittente en communication avec l'air qui baigne le naso-pharynx : ce qui contribue à maintenir de chaque côté du tympan une pression atmosphérique uniforme. Que des végétations adénoïdes viennent compromettre le libre jeu des orifices tubaires, cet équilibre de tension ne pourra plus se maintenir, et l'on verra se dérouler la série classique des troubles auditifs toujours identiques, dépendant de l'oblitération des trompes, sans compter qu'en général la situation se complique de symptômes d'ordre inflammatoire et catarrhal, sur lesquels nous aurons à revenir plus loin pour y insister.

De fait, les enfants porteurs de végétations adénoïdes sont plus ou moins durs d'oreille. Cette surdité d'abord purement symptomatique et même variant d'intensité suivant les moments, tend peu à peu à devenir permanente, et, si le nasopharynx n'est pas dégagé en temps utile, elle est fort capable de s'installer définitivement, sous la dépendance alors de lésions incurables auxquelles on a laissé le loisir de se constituer.

Ces troubles de l'audition accaparent dans certains cas toute l'attention dans la maladie qui nous occupe, au point de masquer plus ou moins des troubles respiratoires que leur insignifiance laisse au second plan, et de constituer, en quelque sorte, les seuls signes des végétations adénoïdes qui les provoquent. C'est la forme auriculaire de la maladie, bien décrite par Calmettes et ses élèves.

Goût. — Le sens du goût est aussi pour sa part, avec une certaine fréquence, altéré et émoussé, et cela toujours en raison de l'occlusion des fosses nasales. Le champ des sensations gustatives perçues par les papilles linguales prises isolément est en somme très restreint, puisqu'il se borne à la notion du salé, du sucré et de l'amertume. Toutes les autres nuances délicates de cette sensibilité spéciale, telles que le fumet des aliments, des vins, ne peuvent être appréciées que grâce à l'intervention de la pituitaire. Ce sont justement toutes ces sensations de détail qui échappent aux sujets dont la cavité buccale n'est plus en communion constante avec celle des fosses nasales.

Symptômes réflexes. — Tels sont les troubles fonctionnels mécaniques essentiels que l'on retrouve le plus souvent en interrogeant soigneusement les enfants porteurs de végétations adénoïdes de l'arrière-cavité. On observe très fréquemment, en outre, d'autres symptômes subjectifs de nature probablement réflexe dont la cause originelle est moins aisée à dépister, lorsqu'ils se montrent isolément. Moins constantes sont les atteintes portées à l'état général de ces petits malades. Elles relèvent souvent autant de la tare héréditaire qui tient l'hypertrophie pharyngée sous sa dépendance que de l'insuffisance respiratoire qui résulte de l'obstruction nasale.

Toux, asthme, spasme glottique. — Des accidents réflexes, quelques-uns intéressent l'appareil respiratoire sans pourtant présenter rien de commun avec les troubles de la même fonction d'origine mécanique. C'est au nombre des premiers qu'il convient de placer une toux quinteuse rebelle, revenant par accès plutôt nocturnes, qui est parfois uniquement liée à l'existence de végétations adénoïdes du nasopharynx. A la toux on a vu dans quelques cas se joindre des crises de dyspnée également nocturnes, survenant malgré un état presque normal de la respiration nasale, ce qui confirme dans leur genèse la prédominance de l'élément nerveux. MM. Moure et Coupard ont mis en lumière plus récemment un fait des plus intéressants, c'est l'importance qu'il convient d'attribuer à l'hypertrophie de l'amygdale pharyngée dans l'étiologie de certains accès de laryngite striduleuse et de spasme glottique. Pour eux la fréquente coïncidence du faux croup avec les tumeurs adénoïdes ne serait pas douteuse, de même que la disparition de l'accident en question après ablation des végétations.

Origine nasale du spasme glottique. — Le point de départ des réflexes qui président à la production de ces différents phénomènes serait, suivant M. Ruault, la muqueuse nasale. La preuve en serait dans leur apparition presque constante à propos d'une poussée inflammatoire du côté de la pituitaire dont la sensibilité est, dans la maladie du nasopharynx en question, extrêmement exaltée, même en dehors des paroxysmes, d'autant plus qu'en comprimant ses veines efférentes les végétations la maintiennent dans un état de tuméfaction œdémateuse presque permanente. Ce mécanisme a surtout trait à la pathogénie du spasme glottique.

Céphalée. — Le mal de tête est un symptôme qui est signalé par la grande majorité des auteurs. De fait, les enfants se plaignent souvent d'une céphalée frontale presque continue et très rebelle. Elle aussi serait, pour M. Ruault, d'origine nasale et disparaîtrait le plus habituellement après l'ablation des végétations. Il est peut-être logique, en certains cas, de l'attribuer plutôt à l'inflammation catarrhale des sinus frontaux.

Chorée, épilepsie. — Chez les enfants de souche nerveuse, on a été jusqu'à accuser les tumeurs adénoïdes de pouvoir provoquer l'apparition de la chorée (DELAvan)[1] et de l'épilepsie (Thomson)[2]. Ce dernier auteur a observé, chez deux frères atteints l'un et l'autre de végétations du nasopharynx depuis six mois, des convulsions qui finirent par amener la mort; un troisième frère plus jeune, atteint également de végétations adénoïdes; fut pris de convulsions qui disparurent après une première ablation, reparurent lors d'une récidive néoplasique, puis cessèrent définitivement après une seconde ablation. Il s'agit là de faits absolument exceptionnels, nous laisserons à celui qui les rapporte toute la responsabilité de l'interprétation qu'il leur donne. Ils n'en sont pas moins intéressants et paraissent plus compréhensibles, si l'on songe que, parmi les enfants atteints d'hypertrophies lymphoïdes, un grand nombre sont des dégénérés avérés, prédisposés par cela même à l'épilepsie.

Le même rapprochement est applicable à un certain nombre de troubles cérébraux dont la coexistence est aussi signalée par quelques auteurs et qu'il convient avant tout d'attribuer à la tare héréditaire. Les recherches de M. Balme ont du reste montré d'une façon irréfutable la fréquence des végétations adénoïdes chez les arriérés et les idiots. Ce sont alors deux effets d'une même cause.

Cependant, certains côtés de l'état mental de la plupart des adénoïdiens réclament une tout autre interprétation. Les enfants porteurs de ces tumeurs sont

1. Br. Delavan.(*The Journ. of the americ. med. Assoc. 40e meeting annuel de l'Assoc. méd. americ.*, 8 mars 1890.)
2. Thomson. (*The Cincinnati Lancet. clin.*, 27 fév. 1892.)

en général apathiques, de compréhension lente, d'intelligence épaisse. Cette particularité tend fréquemment à en faire de déplorables écoliers, que leur demi-surdité contribue encore à déprécier en les faisant accuser à tout propos d'inattention, ce qui leur attire trop souvent des punitions imméritées.

C'est sur le mauvais état général de ces enfants, sur leur croissance lente, imparfaite, qui en fait des êtres souffreteux, sur un sommeil presque toujours insuffisant pour réparer les pertes en influx nerveux, qu'il est juste de rejeter cet état cérébral spécial qui entraîne cette inaptitude au travail toute particulière.

Lorsqu'ils ne passent pas cette limite habituelle, les troubles de l'intelligence peuvent disparaître comme par enchantement à la suite d'une intervention convenable, et, suivant l'ingénieuse remarque de Fitzpatrick, des enfants traités pendant les vacances, connus auparavant comme distraits, inattentifs et lourds, surprennent agréablement leurs maîtres à la rentrée par l'heureuse métamorphose survenue dans leurs habitudes d'esprit.

Signes physiques. — Tel est l'ensemble des symptômes subjectifs provoqués par la maladie. Elle se traduit, en outre, par toute une série d'attributs physiques que l'observateur a le devoir de rechercher et dont quelques-uns éveillent à tel point l'attention qu'ils permettent souvent à un premier examen général et avant toute investigation locale de faire d'emblée le diagnostic.

Facies. — L'hypertrophie infantile de l'amygdale pharyngée imprime au facies un cachet très spécial. La physionomie de ces petits malades a, pour le méde-

cin qui sait voir, un aspect inoubliable. La bouche
toujours à demi ouverte, la lèvre supérieure épaisse
et trop courte pour recouvrir en temps ordinaire les
incisives du haut, leur donnent un air étonné et un
peu niais qui les distingue immédiatement. A les regarder de plus près, on ne tarde pas ensuite à faire la
remarque que la construction de leur face est modifiée
sur certains points toujours les mêmes. Les pommettes
sont aplaties, peu développées, ce qui entraîne déjà
un certain nombre d'anomalies de voisinage. Les yeux
se trouvent paraître à fleur de tête, les plis nasogé-
niens tendent à s'effacer, de même les plis nasoma-
laires. Le nez semble avoir subi un arrêt de développement, il est diminué dans tous ses diamètres, et particulièrement aplati transversalement, ce qui lui communique l'apparence en lame de couteau. Au contraire,
le maxillaire inférieur est, par comparaison, très déve-
veloppé, ses angles sont saillants et rejetés en dehors,
de sorte que le diamètre transversal de la face paraît,
en bas, très exagéré. Quant au profil de ces malades,
seules les déformations nasales contribuent à le modifier, et cela suivant deux principaux types. Tantôt la
ligne du nez est brisée, présentant un angle saillant qui
répond à l'extrémité inférieure des os propres, ce qui
rappelle le nez aquilin. Tantôt cette ligne s'incurve
pour devenir concave en avant et en haut : on a alors
affaire à une variété de nez retroussé. L'ensemble
de ces quelques traits communique au malade un
masque sans expression qui n'a pour ainsi dire pas
d'analogue, surtout si l'on ajoute à ce tableau les

quelques points de détail suivants qui manquent rarement : le dos du nez est généralement élargi, sa racine est empâtée, œdémateuse, ses ailes sont sillonnées par des veinules bleuâtres, le front est aussi marqué de veinosités; enfin, le plus souvent, les joues sont flasques et comme pendantes.

Déformations du palais, des arcades dentaires. — L'examen des cavités de la face n'est pas moins fécond en enseignements originaux; il révèle dans l'agencement réciproque de leurs diverses parties des anomalies qui correspondent aux modifications des formes extérieures. La voûte palatine est rétrécie dans son diamètre transversal, mais elle gagne en hauteur ce qu'elle perd en largeur, car sa concavité est très exagérée et affecte la disposition ogivale. On peut se convaincre aisément que l'arcade dentaire supérieure, dont les deux extrémités postérieures sont anormalement rapprochées, proémine par compensation en avant (prognatisme); la projection de l'os incisif, qui, se trouvant enserré entre les deux apophyses palatines atrophiées, fait une saillie plus ou moins prononcée, exagère encore cette conformation. Au sommet de l'ogive, il est quelquefois possible au doigt de percevoir une crête anormale, qui n'est autre que le bord inférieur du vomer faisant saillie à travers la fente ménagée entre les bords internes des deux apophyses palatines.

Troubles de l'évolution dentaire. — En raison de ce développement rudimentaire du maxillaire supérieur, les dents se trouvent fort à l'étroit sur son bord alvéolaire, et il en résulte que leur évolution est très contrariée. Aussi, tandis que les unes sont mal rangées, se chevauchent mutuellement, les autres ne croissent que très imparfaitement et restent atrophiques (microdontisme). Par contre, le maxillaire inférieur qui peut s'étendre en toute liberté prend des dimensions normales, mais proportionnellement exagérées par rapport au supérieur, de sorte que l'arcade dentaire inférieure peut dépasser en avant le plan de l'autre qui vient en repos se loger dans sa concavité.

Déformations des fosses nasales. Déviation de la cloison. — Comme il était aisé de le prévoir d'après la conformation extérieure du nez, les fosses nasales, elles aussi, sont très resserrées dans leurs différents diamètres, mais principalement dans le sens transversal et aussi, de haut en bas, quoiqu'à un moindre degré. Le squelette de la cloison, se trouvant à l'étroit dans cette cavité restée trop basse pour lui, au lieu de s'arrêter également dans son évolution, s'incurve sur lui-même en des sens variables, de manière à constituer ces déviations de la cloison si fréquentes chez les adénoïdiens. Cette circonstance contribue encore pour sa part à diminuer la perméabilité nasale très compromise déjà par la rhinite hypertrophique qui ne manque presque jamais dans ces cas. Les cavités annexes des fosses nasales demeurent, elles aussi, à l'état rudimentaire. Les sinus frontaux, sphénoïdaux, ethmoïdaux sont atrophiés, le sinus maxillaire s'arrête dans son évolution, et c'est là la cause fondamentale de l'affaissement des pommettes qui est en quelque sorte un des stigmates de la maladie.

Pathogénie des déformations. Première théorie. Atrophie par défaut de fonction. — La pathogénie de ces déformations, bien élucidée, est pleine d'intérêt. Le même fait se trouve presque invariablement à leur origine : l'occlusion de l'orifice postérieur des fosses nasales, phénomène qui est responsable de la plupart, en vertu de la grande loi générale, dont les exemples abondent en anatomie, qui veut que tout organe dont la fonction est entravée ou abolie tendent spontanément et fatalement vers l'atrophie. L'air ne circulant plus à travers les fosses nasales, celles-ci s'arrêtent dans leur évolution ; les apophyses palatines qui en forment la base sont également interrompues dans leur croissance. D'où la forme ogivale de la voûte palatine, l'étroitesse du bord alvéolaire supérieur, le chevauchement des dents et l'insuffisance du sinus maxillaire, origine de l'affaissement des pommettes. Le bien fondé de cette hypothèse pathogénique peut être démontré expérimentalement sur les animaux. Pour cela, il suffit d'obturer artificiellement l'une des narines d'un jeune lapin en voie d'élevage et l'on peut plus tard constater sur lui à l'âge adulte une asymétrie céphalique non douteuse, due à l'atrophie du côté obturé (DELAVAN) [1].

Deuxième théorie. Atrophie congénitale de la base du crâne. — Quoi qu'il en soit, on tend à admettre actuellement que ce mécanisme pathologique des déformations faciales n'est pas constant. Les recherches de Balme sur les arriérés de la colonie de Vaucluse lui ont prouvé

---

1. DELAVAN, *loc. cit.*

que l'atrophie du maxillaire supérieur n'était pas invariablement attribuable à l'atrophie nasale par défaut de
fonction, et que, chez certains dégénérés héréditaires,
il fallait en chercher la cause plus haut. Un arrêt primitif du développement de la base même du crâne
serait alors la première phase de tous ces phénomènes.
Comme nous l'avons fait plus haut entrevoir déjà, ces
vues ingénieuses seraient de nature à faire admettre que
dans certains faits particuliers les tumeurs adénoïdes
ne doivent plus être, comme dans les cas journaliers,
considérées comme causes de ces difformités faciales,
mais comme effets secondaires de cet arrêt d'évolution
du crâne qui domine en même temps l'étiologie
des troubles intellectuels présentés simultanément
par ces arriérés. Toute cette question du reste, de
même que celle des déformations thoraciques que nous
allons aborder, soulève maints problèmes de pathologie
générale du plus haut intérêt, mais qui ne sont encore,
à l'heure actuelle, résolus qu'imparfaitement et réclament un supplément d'enquête.

Déformations thoraciques. Type Robert et Type Lambron. — Les déformations thoraciques en rapport avec
l'hypertrophie des amygdales sont connues depuis longtemps. Robert [1] en a donné une description magistrale
qui est encore classique. Mais elles étaient de son
temps faussement attribuées à l'hypertrophie des
tonsilles palatines, dans l'ignorance où l'on vivait
encore de l'existence des végétations adénoïdes. Puis

---

1. ROBERT, Mémoire sur le gonflement chronique des amygdales
(*Bulletin gén. de Thérapeut.*, 1843.)

Lambron [1] a de nouveau abordé le sujet. De nos jours, la question a été remise aù point et remaniée successivement par M. Chatellier, M. Balme, le professeur Grancher, Redard [2] et Bilhaut. Plus récemment, Phocas [3] est à deux reprises revenu sur le sujet, et a posé de nouveau clairement les termes du problème, en mettant en lumière les contradictions réelles qui se rencontrent à ce propos dans les différents auteurs.

C'est ainsi que, pour Robert, le thorax de l'hypertrophie tonsillaire serait caractérisé par les déformations suivantes : dépression latérale de la cage thoracique par diminution de la concavité des arcs costaux, et, en conséquence, projection en avant d'une partie du sternum. Cette dépression de la partie externe des côtes pouvant constituer une ébauche de gouttière verticale serait surtout accentuée sur la portion moyenne du thorax, à laquelle correspondrait aussi le maximum de projection sternale; il existerait en outre une saillie des cartilages costaux à leur insertion sternale, enfin un enfoncement véritable du tiers inférieur du sternum.

La déformation signalée par Lambron est plus simple, mais bien différente, elle consiste essentiellement en une dépression transversale de la cage chondrocostale, localisée à l'union du tiers supérieur avec les denx tiers inférieurs de la poitrine, comparable à la gouttière qu'aurait

---

1 LAMBRON, De l'Hypertrophie des Amygdales et de ses fâcheuses conséquences. Rapport de Blache. (*Bulletin de l'Acad. de méd.*, 1861.)

2. REDARD. (*Gaz. méd. de Paris*, 1890.)

3. PHOCAS. (*Gaz. des Hôpitaux*, 26 mai 1891.)

pu se creuser un anneau serré autour du corps en cette région.

La seule conclusion qu'il soit permis de tirer de ces contradictions, c'est qu'il existe probablement plusieurs types de déformation et que chacun a décrit de bonne foi celui qu'il avait vu. Robert, le type à dépressions verticales, Lambron, le type à dépression horizontale. Phocas déclare avoir rencontré sur le même sujet la combinaison des deux variantes. Mais, selon lui, il existerait un trait caractéristique des déformations d'origine adénoïdienne, ce serait l'asymétrie presque constante de ces thorax, et en cela il croit se rencontrer avec Redard, qui a signalé la fréquence de la scoliose en rapport avec l'hypertrophie de la glande de Luschka, scoliose presque toujours asymétrique.

Pathogénie des déformations thoraciques. Tirage chronique. — Quoi qu'il en soit, personne ne conteste la réalité de ces déformations diverses, et, si l'on discute encore, c'est plutôt sur leur pathogénie. La théorie la plus ancienne, et encore la plus généralement admise, les attribue toutes à l'occlusion nasale, ou plus exactement à la gêne respiratoire qu'elle provoque. Chez les enfants du premier âge, la respiration buccale ne suppléant pas encore régulièrement à l'absence ou à l'imperfection de la respiration nasale, il en résulte un effort inspiratoire excessif par rapport à la somme d'air que les narines sont susceptibles de laisser pénétrer dans la poitrine. Par suite, les côtes en voie d'ossification et encore malléables, tiraillées par les muscles inspirateurs, et principalement par les digitations du diaphragme, tendent à contracter des inflexions vicieuses. Chez les enfants plus grands qui ont appris, à l'état de veille, à respirer par la bouche, ces phénomènes dyspnéiques se réalisent encore pendant le sommeil. C'est la théorie du tirage chronique développée avec talent par Lœwenberg. Il est infiniment probable qu'elle répond à la réalité, d'autant plus qu'elle se base encore, ce qui est mieux, sur l'amélioration ou la disparition plus ou moins complète des déformations, observée consécutivement aux interventions opératoires tentées sur les végétations adénoïdes.

Rôle du rachitisme. — Il est cependant permis de se demander avec Phocas si c'est là toute l'explication et si la question ne comporte pas d'autres éléments, si, en d'autres termes, le squelette n'est pas primitivement par lui-même le siège des lésions histologiques qui le rendent plus apte à se laisser ainsi déformer? L'analogie, qui saute aux yeux, entre la déformation du thorax des adénoïdiens et celle du thorax rachitique, est assez favorable, somme toute, à une semblable hypothèse. Des deux parts, en effet, nous retrouvons la poitrine en carène, le chapelet dit rachitique, et aussi la scoliose asymétrique avec gibbosité gauche exagérée sous l'omoplate gauche et accompagnée d'élévation de l'omoplate droite. Un seul point distingue le thorax d'origine adénoïdienne du rachitisme vrai, c'est l'absence d'autres stigmates morbides au niveau des diaphyses et des épiphyses des membres (incurvations-nouüres).

Malgré cette différence, Phocas n'hésite pas à rattacher au rachitisme les déformations observées chez les

enfants porteurs de tumeurs adénoïdes du nasopharynx,
Mais il s'agirait là d'un rachitisme atténué, jouant
uniquement le rôle de cause prédisposante, la cause
véritablement déterminante étant la dyspnée.

Examen local. — Comme on a pu s'en convaincre,
au moins autant que les signes fonctionnels, les traits
si particuliers qui caractérisent la physionomie de ces
malades, les tares physiques si spéciales qui les distinguent, attireront vite l'attention du médecin du côté
du nasopharynx et l'engageront à en pratiquer l'exploration méthodique. Ces investigations, il faut l'avouer,
sont destinées moins à poser un diagnostic qui, dans
la majorité des cas est déjà presque acquis d'avance,
qu'à en préciser les éléments de détail. Elles n'en sont
pas moins indispensables pour fixer les dimensions, la
situation exacte des végétations, leur consistance et les
indications opératoires qui en découlent.

L'examen simple de l'isthme du gosier avec le seul
abaisse-langue est peu instructif. Il permet seulement
de constater quelques points accessoires, tels que
l'hypertrophie des amygdales palatines, l'épaississement et la parésie du voile du palais, et aussi des
piliers dont les bords sont mal délimités.

La rhinoscopie antérieure est également insuffisante et
est rarement d'un recours utile pour le diagnostic. Deux
méthodes seules sont vraiment pratiques : le toucher digital et la rhinoscopie postérieure. Le premier mode d'exploration est le seul dont on dispose chez les très jeunes
enfants. Le second sera choisi de préférence chez les
adultes ou chez les enfants assez grands pour être dociles.

Toucher nasopharyngien. — Avant de pratiquer le toucher du nasopharynx, on devra se rappeler qu'il exige, à l'égal du toucher vaginal, des précautions antiseptiques préparatoires minutieuses. L'index de la main droite, qui est le doigt de choix, sera donc l'objet d'un savonnage consciencieux à la brosse, lequel portera particulièrement sur la rainure de l'ongle, refuge habituel de germes variés. Ainsi purifié, le doigt peut sans inconvénients être plongé dans l'arrière-cavité des fosses nasales. Cette petite opération exige une certaine habitude et quelques précautions. Il n'est pas inutile, avant de l'entreprendre, d'entourer la base de l'index explorateur (selon le conseil de Lennox Browne) d'un manchon de caoutchouc, destiné à le protéger contre les cruelles morsures que peuvent lui infliger les enfants. Voici, en tout cas, une manière pratique de procéder qui nous est fort bien exposée par Lubet Barbon [1].

L'enfant est assis sur les genoux d'un aide qui maintient les mains. Le médecin placé à la droite de l'enfant et un peu en arrière, entourant la tête de ce dernier de son bras gauche, déprime avec un doigt de la main gauche la joue du même côté et la refoule entre les arcades dentaires de manière à les empêcher de se rapprocher. Cela fait, il introduit franchement l'index ou le petit doigt de la main droite jusques et au contact de la paroi pharyngée, et manœuvre alors pour faire pénétrer le bout du doigt en arrière du voile du palais, dans le nasopharynx. En procédant avec douceur et

1. LUBET BARBON. (*Rev. des Mal. de l'enfance*, novembre 1891.)

circonspection, ce but est aisément atteint. S'il n'y a pas de végétations, le doigt pénètre facilement dans l'arrière-cavité libre et peut explorer les narines postérieures. Dans le cas contraire, il est arrêté par une tumeur qui occupe l'intervalle compris entre la paroi pharyngée et la face postérieure du voile du palais. Ce dernier est le seul écueil à éviter, car c'est contre lui que l'on peut être amené à butter ; en pareil cas, il faut ne pas insister et glisser le doigt plus bas à la recherche de la paroi postérieure du pharynx. L. Browne, pour faciliter l'examen, le fait souvent précéder de l'anesthésie au protoxyde d'azote ; c'est là un risque qu'il est peut-être inutile de faire courir au malade, surtout quand on peut s'en dispenser.

Sensations tactiles. — La pulpe du doigt, en contact avec les papillomes adénoïdes du nasopharynx, recueille des sensations variées, mais très particulières. Tantôt elle perçoit un tissu dur et élastique : bien plus souvent c'est une masse molle, friable, irrégulière, donnant, suivant la comparaison de L. Browne, l'impression d'un paquet de vers. D'autres fois, on a sous le doigt des fongosités donnant l'illusion tactile du velours, où l'on perçoit une crépitation analogue à celle qu'éveille la pression dans l'emphysème sous-cutané. Le doigt retiré du nasopharynx est ramené presque toujours teinté de sang.

Le toucher digital, d'une utilité incontestable, obligatoire même chez les enfants, n'en constitue pas moins une opération extrêmement désagréable, sinon pénible. Aussi, chez l'adulte, la rhinoscopie postérieure lui est-elle bien supérieure et préférable. Elle consiste, comme on sait, dans l'examen *de visu* de l'arrière-cavité des fosses nasales, au moyen d'un miroir qui, placé dans le pharynx, réfléchit l'image de cette région, en même temps qu'il y projette la lumière que l'on envoie à sa surface à l'aide d'un miroir frontal. Voici comment on procède à ce genre d'exploration :

Technique de la rhinoscopie postérieure. — Le médecin coiffé du miroir frontal se place en face du malade qui est assis sur un siège plus bas; la source lumineuse (lampe) est placée à droite du patient. Il importe avant tout de faire usage d'un miroir en verre étamé de petites dimensions, ne présentant pas plus de 10 à 20 millimètres de diamètre. Un abaisse-langue complète l'outillage.

Ainsi muni, l'opérateur place d'abord l'abaisse-langue qu'il a eu soin au préalable de tremper dans l'eau chaude, pour le chauffer légèrement, puis avec douceur et très graduellement il déprime la langue. Le miroir, qui a été aussi chauffé d'avance (précaution indispensable pour éviter qu'il ne soit terni par l'air expiratoire chargé de vapeur d'eau), est introduit à son tour verticalement entre la luette et les piliers, pour être redressé derrière le voile du palais. Les contractions de ce dernier organe gêneront quelquefois l'examen; pour les faire cesser, il suffira souvent de recommander au sujet de prononcer la syllabe *on*. Si l'on n'atteint pas ainsi le but cherché, on sera quelquefois contraint, après badigeonnage du voile à la cocaïne, de le faire maintenir à l'aide d'un écarteur manœuvré par un

assistant qui pourra tenir l'abaisse-langue, si l'on pré-
fère manier soi-même l'écarteur. Veut-on se passer d'un
aide, on pourra avoir recours aux ingénieux modèles
de rétracteurs automatiques imaginés par White (de
New-York) et par Schnitzler (de Vienne). Il faut savoir
cependant qu'ils sont en général mal supportés par les
pharynx irritables et qu'il est préférable de les réserver
pour les interventions opératoires [1] (J.-WRIGHT). La
cocaïne appliquée sous forme de badigeonnage à l'aide
d'une solution à 10 pour 100 pourra également rendre des
services et faciliter l'examen, mais il est difficile de
compter absolument sur elle. Car si, chez quelques-uns,
elle agit à merveille, chez d'autres, elle provoque des
haut-le-cœur et des vomissements intenses éveillés par
le corps étranger imaginaire dont elle procure l'impression et dont les sujets cherchent en vain à se débarrasser (J. WRIGHT).

Quoi qu'il en soit, l'examen étant pratiqué de la façon
que nous avons indiquée, on apercevra dans le miroir
l'image renversée du nasopharynx, dont les aspects
peuvent varier notablement suivant les cas.

Aspects rhinoscopiques. — La tumeur est-elle sessile,
constituée par un épaississement en masse de l'amygdale pharyngée, le cavum plus ou moins comblé sem-
blera avoir en partie disparu, et une portion des narines
postérieures sera masquée. Dans d'autres conditions, la
muqueuse, qui, à l'état normal, est jaunâtre, sera remplacée par un tissu rougeâtre, épais, d'apparence fon-

---

1. *Loc. cit.*

gueuse, enrobé d'un mucus puriforme verdâtre. Enfin, on peut avoir affaire à des végétations proprement dites, qui se présentent alors sous forme de petites masses, grosses comme des cerises ou des lentilles, appendues à la voûte pharyngée, masses parfois plus allongées rappelant l'aspect des stalactites. Mais il est une circonstance qui, dans ce cas, altère parfois singulièrement l'aspect donné par le miroir, ce sont les mucosités qui presque constamment enduisent d'un voile plus ou moins épais les végétations auxquelles elles adhèrent, les reliant en quelque sorte les unes aux autres et pouvant donner l'illusion d'une masse unique et homogène, alors qu'en réalité il existe une agrégation de nombreuses tumeurs de petites dimensions. Aussi est-ce une bonne précaution que celle qui consiste à faire précéder l'examen d'une toilette soigneuse de la région, réalisée soit par des lavages à l'eau salée, soit par un curage avec le pinceau d'ouate hydrophile, de façon à débarrasser les végétations de toutes les matières visqueuses qui les masquent. On se rendra alors aisément compte de la disposition véritable des néoplasies et de leur couleur. Celle-ci diffère suivant que l'on considère le milieu de la voûte ou ses côtés. Au milieu, les tumeurs sont d'un gris rougeâtre, plutôt grises que rouges, tandis que sur les parois latérales du cavum leur teinte est d'un rouge vif inflammatoire.

Forme disséminée. — Tels sont les divers aspects des images que l'on peut être appelé à constater dans les cas de la pratique courante, s'accompagnant du cortège habituel des signes classiques de l'occlusion

nasale. Mais il est clair que le volume de l'amygdale
pharyngée hypertrophiée est susceptible de varier en
mille manières; surtout lorsque l'attention n'est attirée
sur le nasopharynx que par des troubles peu marqués
qui intéressent généralement l'appareil auditif. On
peut alors n'apercevoir que quelques lobules aber-
rants, souvent groupés de manière à masquer les
pavillons des trompes d'Eustache qui, à l'état sain, se
montrent de chaque côté du nasopharynx, sous forme
de deux petites tumeurs à surface triangulaire de couleur jaunâtre.

À l'état normal, le nasopharynx doit former une
voûte parfaitement uniforme, et toute néoplasie, quelle
que soit sa forme, arrondie ou aplatie, qui altère cette
symétrie, doit être considérée comme pathologique.
Pour quelques auteurs même, nous l'avons dit, l'amygdale pharyngée avec ses sillons et ses saillies latérales
partant d'un axe médian, avec l'orifice de la bourse dite
de Luschka, telle en somme que la représentent les
traités d'anatomie et les atlas spéciaux, serait invisible
à la rhinoscopie postérieure, chez les sujets à nasopharynx normal, et l'aspect classique constituerait déjà
un degré d'hypertrophie.

Complications auriculaires. — Quoi qu'il en soit,
l'hypertrophie ne prend d'intérêt pour le médecin
qu'à partir du moment où elle se traduit par des
signes fonctionnels appréciables. Mais il faut savoir
que les végétations adénoïdes de moyen ou de petit
volume suffisent dans certains cas à expliquer toute
une série de troubles auditifs qui sont sous leur dépen-

dance directe et que nous allons maintenant étudier en détail.

Nous avons déjà signalé, lors de l'étude clinique générale de la maladie, la fréquence de la surdité; mais, dans le type commun, ce n'est pas le phénomène dominant et la gène respiratoire attire avant tout l'attention. Au contraire, dans les types anormaux de végétations, les troubles de l'audition sont susceptibles d'exister à l'état d'isolement presque complet, pendant des années, au point de justifier la manière de voir de Calmettes, qui a décrit une forme spéciale auriculaire de la maladie. Pareille particularité s'observe lorsque l'hypertrophie porte surtout sur la portion tubaire de l'amygdale pharyngée. Chatellier a bien prouvé alors l'importance des altérations auditives, en montrant que nombre d'enfants atteints d'écoulements purulents anciens de l'une ou des deux oreilles étaient adressés, exclusivement pour ce fait, à des auristes, alors que ces accidents relevaient directement de l'existence de néoplasies dans le nasopharynx.

Il serait injuste d'avancer par là que cette complication est rare, dans le cours de la forme classique, mais, nous le répétons, elle prend dans ces conditions une importance variable, et peut passer inaperçue au milieu de troubles plus bruyants. Dans les cas, au contraire, qui constituent la forme dite auriculaire, les accidents aigus du côté de l'oreille moyenne peuvent dominer la scène morbide.

La fréquence, dans ces conditions, des altérations de l'oreille moyenne n'est douteuse pour personne. La statistique de Turnbull [1], basée sur un ensemble de 566 cas d'hypertrophie tonsillaire pharyngée, en fait suffisamment foi, puisqu'elle accuse la proportion considérable de 20 p. 100, proportion encore inférieure à celle de Hartmann, qui s'élève à 74 p. 100.

Pathogénie. — La pathogénie de ces accidents est maintenant bien élucidée. Elle est dominée par deux facteurs principaux : occlusion mécanique de l'un, ou des deux orifices des trompes; infection propagée par la muqueuse tubaire à celle de la caisse. Nous allons passer successivement en revue ces deux éléments étiologiques.

Occlusion mécanique isolée des trompes. — Dans une première série de faits, il existe des végétations adénoïdes au niveau du pavillon des trompes, parfois même, exactement, sur l'orifice tubaire, et comme, pour obturer ce dernier, il suffit d'une excroissance d'un très minime volume, il est aisé de concevoir que la circulation de l'air se trouve interrompue dans le conduit et dans la caisse du tympan, et cela, non seulement d'un seul côté, mais quelquefois des deux. Il en résulte alors les troubles objectifs et subjectifs habituels en pareil cas. Les malades accusent des bourdonnements d'oreille, de la diminution de l'acuité auditive, et même des vertiges. L'examen otoscopique montre la membrane du tympan déprimée, anormalement concave, sous l'influence de la pression négative qui s'établit dans l'oreille moyenne. Les douches aériennes dans la

---

1. LAWRENCE TURNBULL. (*Med. News*, 1er nov. 1890.)

trompe, suivant le procédé de Politzer, amendent momentanément les accidents, mais ils reparaissent presque constamment quelques jours après.

Dans cette première catégorie, les phénomènes inflammatoires sont nuls, ou insignifiants, tous les symptômes relèvent de l'occlusion mécanique, et l'on conçoit que le curetage du nasopharynx soit capable de faire tout disparaître comme par enchantement, à moins qu'il ne s'agisse de sujets adultes ou âgés, porteurs de végétations depuis de longues années. Nous donnerons plus loin les raisons de cette restriction.

Catarrhe propagé. — Mais il est rare que l'amygdale pharyngée hypertrophiée ne soit le siège d'aucune irritation. Celle-ci se traduit par un travail plegmasique sourd qui se propage de proche en proche par la muqueuse tubaire jusqu'à celle de la caisse du tympan. Dans ces conditions, il y a également obstruction tubaire, mais souvent sous la dépendance de la seule tuméfaction de la muqueuse de revêtement du conduit. Cette oblitération contribue encore à entretenir l'inflammation qui passe à l'état chronique. Là aussi les symptômes fonctionnels (surdité, bourdonnements d'oreille) s'amendent après chaque séance de douches d'air, mais les rechutes sont constantes, et ces alternatives d'amélioration et d'exacerbation sont une caractéristique des troubles auditifs d'origine adénoïdienne.

Lésions définitives. — Lorsqu'une intervention convenable ne vient pas couper court à cette série d'accidents, les choses vont plus loin : à la longue, le tympan s'épaissit, s'infiltre d'éléments fibreux, contracte des adhérences avec le promontoire et la surdité se confirme alors d'une façon définitive.

Très fréquemment, et cela dès l'enfance, la suppuration envahit l'oreille moyenne, où elle s'installe pour des années, provoquant la perforation du tympan et se traduisant à l'extérieur par un écoulement purulent chronique.

Otite moyenne aiguë et chronique. — Meyer déjà avait montré la fréquence extrême de cette source d'otites moyennes chroniques dans l'enfance (130 cas d'otite moyenne sur 175 faits de tumeurs adénoïdes), à tel point que, selon lui, on trouverait les végétations adénoïdes à l'origine de presque toutes les affections de la caisse du tympan chez les enfants.

L'otite aiguë est encore susceptible d'éclater, soit à l'occasion d'une amygdalite pharyngée subaiguë, soit consécutivement à une intervention opératoire pratiquée dans l'arrière-cavité des fosses nasales.

Il est entendu que l'inflammation aiguë de la caisse due à ces différentes causes n'est pas à l'abri de ses complications habituelles et peut aboutir à la suppuration des cellules mastoïdiennes.

Chez quelques sujets adultes, la surdité peut s'observer en dehors de toute occlusion tubaire appréciable, et sans qu'il soit possible de découvrir, par l'examen otoscopique, trace d'une inflammation présente ou passée de l'oreille moyenne. L'interprétation de ces faits est assez malaisée et prête à discussion. J Dunn[1] émet à ce

---

1. J. DUNN. (*N.-Y. Med. Journ.*, 9 avril 1892.)

propos une explication assez ingénieuse, quoique absolument hypothétique. Selon lui, le travail de sclérose progressive qui envahit avec l'âge l'amygdale pharyngée, et peut la faire disparaître, serait susceptible de se constituer également au sein même du stroma de la muqueuse tubaire et de celle de la caisse. C'est grâce à ce mécanisme que s'établirait la surdité tardive.

Surdimutité d'origine adénoïdienne. — Les troubles auriculaires d'origine adénoïdienne peuvent apparaître d'une façon précoce et, s'ils sont bilatéraux, entraîner la surdité chez les enfants, à un âge assez tendre pour qu'il devienne impossible de leur enseigner la parole articulée. Les végétations du nasopharynx acquièrent ainsi de ce fait une valeur étiologique importante dans la production de certains cas de surdimutité. On voit quelles conséquences peut entraîner dans ces conditions une expectation mal entendue. D'autre part, la disparition habituelle de toutes ces complications auditives, par la seule ablation des tumeurs adénoïdes, prouve combien il est indispensable de savoir sans retard découvrir la cause derrière l'effet.

Pronostic de la surdité d'origine adénoïdienne. — Cette pathogénie variable des symptômes auriculaires de l'affection adénoïdienne rend, selon nous, suffisamment compte des divergences d'opinion qui divisent les auteurs sur le pronostic et la gravité des surdités de cette origine, chacun ayant jugé sans doute d'après les types qu'il avait le plus fréquemment rencontrés. Tandis que, pour les uns, la surdité céderait presque toujours merveilleusement et complètement à l'opération des

tumeurs (TURNBULL), pour d'autres, dans un très grand
nombre de cas, l'ablation chirurgicale laisserait à sa
suite des lésions irréparables de l'appareil auditif. La
réalité semble être que, chez les jeunes sujets, l'opération est presque constamment suffisante pour amener
une récupération parfaite de l'ouïe, tandis que,
chez des adultes affectés de diminution de l'acuité
auditive depuis de longues années, il est prudent
de faire de bien plus grandes réserves, car trop
souvent, au moment où ils viennent demander conseil,
il existe déjà des dégâts matériels irréparables, sur
lesquels le traitement local du nasopharynx ne peut
produire que des modifications insignifiantes. Par suite,
la fonction elle-même ne se réveillera que dans une
mesure extrêmement relative ou même nulle.

L'examen otoscopique contribuera aussi pour une
grande part à préciser les données du pronostic. Il est
clair que la perforation et la sclérose du tympan, que
l'ankylose des osselets ne laisseront guère à celui qui
les constatera l'espoir d'une amélioration possible à une
surdité, fût-elle d'origine nasopharyngée. Cependant
une observation publiée par Turnbull[1] engage à ne pas
perdre absolument courage dans ces cas en apparence
incurables. Elle relate l'histoire d'un malade qui, quoique porteur d'un tympan perforé et rétracté et d'une
rhinite hypertrophique intense, guérit avec *restitutio
ad integrum* et retour de l'acuité auditive presque normale à la suite de l'ablation des végétations.

1. LAWRENCE TURNBULL. (*Med. News*, 1er nov. 1890.)

En dehors de la surdité, il est une complication des tumeurs adénoïdes qui, par sa fréquence et l'influence qu'elle exerce sur leur évolution, acquiert presque la valeur d'un symptôme : c'est l'inflammation.

Poussées inflammatoires, leur effet sur les végétations. — Les végétations sont en effet sujettes elles-mêmes à des poussées paroxystiques subaigües qui leur communiquent momentanément un aspect spécial. Elles augmentent d'abord de volume, souvent dans de telles proportions, que leur vue donne des idées absolument fausses sur leurs dimensions réelles à l'état normal ; en outre, elles se recouvrent de mucopus verdâtre, qui, enlevé par le pinceau, laisse voir une masse rouge et framboisée. Les amygdalites pharyngées subaiguës s'accompagnent souvent d'un léger train de fièvre et de mal de tête.

Angine et coryza concomitants. — Il est rare que le catarrhe subaigu ou chronique reste limité à l'organe hypertrophié, car il gagne généralement en même temps la pituitaire et la paroi postérieure du pharynx. Chez l'adulte, c'est la pharyngite et l'angine qui dominent; chez les jeunes enfants, c'est le catarrhe nasal qui ne manque presque jamais.

Ce n'est pas que, dans le jeune âge, le pharynx proprement dit demeure indemne, mais l'altération dont il est le siège est moins attribuable à l'inflammation simple qu'au processus d'ensemble qui constitue la pharyngite hypertrophique généralisée. Celle-ci se traduit à l'examen de la gorge par des colonnes de follicules tuméfiés et enflammés le long des piliers postérieurs. La muqueuse pharyngée est parsemée de gra-

nulations rouges; on y remarque des vaisseaux dilatés
et des mucosités visqueuses et adhérentes. C'est l'angine granuleuse, compagne habituelle des tumeurs
adénoïdes, seule coupable souvent, ou, pour une large
part, responsable des troubles vocaux, tels que enrouement, fatigue laryngée, perte du timbre, qui font partie du tableau clinique de l'affection adénoïdienne,

Formes cliniques. — Le tableau symptomatique que
nous avons rapidement tracé des végétations adénoïdes
répond à la moyenne des faits observés chez les enfants
de cinq à dix ou quinze ans. Au-dessous et au-dessus
de ces limites, il est indispensable de noter un certain
nombre de traits particuliers qui, par les modifications
qu'ils apportent au dessin d'ensemble, permettent de
distinguer les formes cliniques de la maladie.

Lubet Barbon[1] a donné une description très frappante du syndrome éveillé dans la première infance par
l'obstruction du nasopharynx.

Premier âge. — Ce qui domine à cet âge, ce sont les
troubles respiratoires. Pour ces petits malades, respirer
devient un acte extrêmement laborieux et pénible.

A l'état de veille, les mouvements qu'exige la fonction
sont à la fois fréquents, difficiles et bruyants. Il en
résulte un habitus qui peut faire songer à une affection
pulmonaire, tant, parfois, la face devient livide, et
tant, à chaque inspiration, les narines se dilatent.

Le coryza est encore un des traits distinctifs de cette

1. LUBET BARBON, De quelques troubles provoqués par les végétations adénoïdes chez les enfants du premier âge. (*Rev. des
Mal. de l'Enf.*, novembre 1891.)

forme. Les fosses nasales sont le siège d'un catarrhe persistant à répétition; ces enfants, continuellement enchifrenés, éternuent souvent; les narines laissent écouler sans cesse un mucus plus ou moins épais, et ce jetage rebelle est très irritant pour les bords de ces orifices et pour la lèvre supérieure.

La toux, qui se montre de préférence la nuit, est quinteuse et rappelle assez celle de la coqueluche; mais, contrairement à cette dernière, les crises n'en sont pas éveillées par la pression exercée sur la trachée, tandis que l'acte d'ouvrir la bouche les provoque.

L'examen du thorax démontre chez ces petits malades un état d'effort permanent, peu à peu réalisé par des inspirations et des expirations forcées qui ne tardent pas à produire un véritable emphysème aigu.

Troubles de l'allaitement. Athrepsie adénoïdienne. — Mais le caractère réellement sérieux de la maladie adénoïdienne chez les nouveau-nés, c'est l'entrave considérable qu'elle apporte à l'alimentation. Pendant la succion, l'enfant, en effet, doit respirer par le nez; si cette voie fait défaut, l'acte en question ne s'accomplit que très incomplètement et d'une manière intermittente. L'enfant tette bruyamment deux ou trois gorgées, puis est contraint de lâcher le sein pour prendre haleine; on le voit se rejeter brusquement en arrière en ouvrant largement la bouche à la recherche de l'air, puis reprendre le sein, mais souvent pour avaler de travers ou même pour rendre.

Dans ces conditions, on conçoit qu'à la longue l'insuffisance de l'hématose jointe à la nutrition imparfaite amène un état d'anémie et de maigreur cachectique qui réalise le type de l'athrepsie.

Tumeurs adénoïdes chez les adultes. — Le tableau clinique de la maladie chez les adultes est tout différent. Les symptômes fonctionnels restent en général beaucoup moins accentués. Comme le nasopharynx est beaucoup plus développé et plus vaste à cette période de la vie, il en résulte que les orifices postérieurs des fosses nasales peuvent demeurer plus ou moins libres, ce qui atténue singulièrement la gène respiratoire. Lorsqu'elle est un peu accentuée, ce fait doit être mis sur le compte bien plus de la rhinite hypertrophique concomitante que de la présence des végétations elles-mêmes. On sait, en effet, que cette coïncidence est d'une fréquence extrème. Le ronflement et la dyspnée nocturne s'observent alors comme chez les enfants. mais dans une mesure bien moindre. Ce qui trouble le sommeil à cet âge, c'est moins une aération pulmonaire insuffisante que la sécheresse de la gorge qu'entraîne forcément la respiration buccale. Une seconde conséquence de ce mode respiratoire, c'est l'inflammation chronique des follicules isolés de l'isthme du gosier, la pharyngite granuleuse qui souvent éveille seule l'inquiétude des malades. Les troubles de la phonation portent surtout sur la voix chantée qui fatigue vite et est peu étendue, sur le timbre qui est modifié. Quant aux vices de prononciation, ils sont insignifiants ou nuls, grâce à la liberté relative des narines postérieures.

Les déformations de la face et du thorax ne s'observent chez l'adulte que lorsque les végétations dont il est porteur datent de l'enfance ; dans le cas contraire, elles manquent naturellement, ou, limitées à la face, elles ne traduisent qu'un vice congénital de la structure crânienne.

Quant aux néoplasmes en eux-mêmes, un seul trait leur est particulier chez les grandes personnes, encore est-il loin d'être constant : c'est leur consistance dure, indice d'une richesse relative en tissu fibreux.

Marche de la maladie. — La marche clinique des végétations du nasopharynx est presque entièrement subordonnée à leur évolution histologique. Leur période de pleine activité correspond à la fin de la première enfance et au commencement de la seconde ; c'est entre trois et dix ans que s'observe l'apogée de leur développement. Dans la plupart des cas, elles tendent vers l'atrophie à partir de douze ou quinze ans. Quand la régression est parfaite, il est impossible d'en retrouver aucune trace par l'examen local à l'âge adulte. Mais il n'en est pas toujours ainsi, car nous avons vu que leur persistance à un âge souvent avancé n'est pas absolument exceptionnelle. Enfin, il est une forme dont l'évolution est très spéciale et n'est soumise pour ainsi dire à aucune loi d'âge, c'est la variété de végétations qui se constitue parfois en un très court délai à la suite de certaines infections (scarlatine, rougeole, diphtérie, fièvre typhoïde, syphilis) et peut subsister un nombre variable d'années.

Lorsque les végétations ont été abandonnées à leur évolution naturelle, elles sont susceptibles de laisser à

la suite de leur régression un certain nombre de stigmates indélébiles. Telles sont les déformations de la
face et de la cage thoracique qui se fixent définitivement lorsqu'a pris fin la période de développement du
squelette. Telles sont aussi les complications du voisinage qui laissent leur trace plus ou moins profonde.
Les principales sont la rhinite hypertrophique, la pharyngite chronique et, ce qui est plus grave, le catarrhe
chronique des trompes et de la caisse du tympan,
l'otorrhée, l'otite avec son cortège de délabrements de
l'oreille moyenne, source trop fréquente de surdité
incurable.

Toutes ces lésions consécutives qui restent comme le
témoignage de l'existence antérieure de végétations
atrophiées peuvent être évitées par une intervention
opportune. L'opération pratiquée avant la terminaison de l'évolution osseuse est même susceptible de
faire disparaître plus ou moins complètement les déformations de la face et de la poitrine.

Pronostic. — Le pronostic ressort naturellement de
la série de ces considérations qui en forment les éléments
primordiaux.

IV. — DIAGNOSTIC

Le diagnostic de l'hypertrophie de l'amygdale pharyngée est dans la plupart des cas d'une grande facilité.
Il suffit, en effet, de connaître la maladie même super-
ficiellement pour ne pas la confondre, comme on le fai-
sait autrefois, avec l'hypertrophie limitée aux tonsilles

palatines, car chez les enfants, le facies spécial, la respiration buccale, les déformations thoraciques, les signes d'imperméabilité nasale, forment un ensemble si particulier et si frappant, qu'il est malaisé d'en méconnaître la cause.

Bien entendu, le toucher et la rhinoscopie postérieure, ou, au moins, un de ces deux modes d'exploration, doit vérifier l'hypothèse déduite avec plus ou moins de vraisemblance de l'examen général. Cependant, il est une cause d'erreur vulgaire qu'il faut connaître, c'est celle qui consiste à croire à l'existence de végétations, alors que l'on est en face d'une amygdale pharyngée simplement enflammée. On a vu dans ces conditions des laryngologistes très exercés (J. WRIGHT) conclure, après une première exploration du naso-pharynx, à l'existence de néoplasies volumineuses, dont ils ne retrouvaient plus trace le jour fixé pour l'ablation.

Les autres causes de confusion sont en petit nombre et constituent rarement des difficultés insurmontables.

Diagnostic avec les polypes muqueux des fosses nasales, l'atrésie congénitale. — Étant donnée une imperméabilité nasale relative ou complète, constatée en faisant souffler le malade, la bouche fermée, alternativement par une narine, puis par l'autre, l'obstacle peut siéger dans la cavité même des fosses nasales. Auquel cas, il s'agit le plus souvent soit d'une rhinite hypertrophique, soit de polypes muqueux, soit d'une étroitesse congénitale des fosses nasales.

L'examen local des cavités du nez, de la cloison; le

cathétérisme, la constatation des déformations faciales et crâniennes concomitantes, suffisent à faire reconnaître l'atrésie congénitale et les différentes variétés de déviation de la cloison. On ne doit pas toutefois perdre de vue que ces déformations coexistent souvent avec les tumeurs adénoïdes du nasopharynx. Leur seule constatation ne constitue donc pas un motif suffisant pour négliger l'exploration de cette dernière cavité.

La même précaution concerne le catarrhe nasal chronique et la rhinite hypertrophique, dont la coïncidence avec l'hypertrophie de l'amygdale pharyngée est d'une observation journalière. Le diagnostic de ces affections n'offre, du reste, par lui-même aucune difficulté.

Un examen méthodique des fosses nasales ne laissera pas non plus passer iuaperçus des polypes muqueux dont l'existence est d'ailleurs exceptionnelle avant l'âge de seize ans.

Diagnostic avec le fibrome nasopharyngien. — Il n'existe pour ainsi dire qu'une seule variété de tumeur qui soit susceptible d'envahir le nasopharynx, en dehors des végétations adénoïdes, c'est le polype fibreux de l'arrière-cavité des fosses nasales, néoplasme à marche rapide et envahissante, qui affecte une prédilection particulière pour l'adolescence. Au début seulement, celui-ci peut prêter à confusion ; on se rappellera qu'il forme en général une masse immobile à surface lisse, d'une consistance dure, presque cartilagineuse. Sur lui, l'examen digital provoque, non pas un suintement sanguin insignifiant, mais devient trop souvent la source d'une hémorragie véritablement profuse. En outre, la croissance du polype fibreux est si prompte, il émet si vite dans les diverses cavités de la face des prolongements qui les comblent et les déforment, que l'erreur ne peut être de longue durée. Dans quelques cas cependant, il est une circonstance qui est susceptible de créer un réel embarras, c'est, comme dans celui que rapporte M. Ruault, l'enveloppement de la tumeur par une couche molle de tissu adénoïde qui la masque. Mais, même alors, on constate toujours au-dessous de ce premier plan sans consistance un fond d'une dureté ligneuse. La tumeur fibreuse offre, du reste, toujours une surface d'insertion bien mieux limitée que celle de l'amygdale pharyngée hypertrophiée. Enfin, l'âge du malade peut souvent trancher la question, puisque le polype de l'arrière-cavité ne se développe guère avant quinze ans; c'est là un facteur important, mais non absolu, car M. Ruault a observé ce genre de néoplasme une fois à treize ans, une fois à huit.

Diagnostic aux âges extrêmes. — Aux périodes extrêmes de la vie, le diagnostic des végétations adénoïdes peut présenter de plus réelles difficultés, en raison des signes accessoires, capables, en masquant le mal véritable, d'induire en erreur.

Chez les nouveaux-nés, un coryza rebelle paroxystique avec enchifrènement ininterrompu, occasionnant de fréquents éternuements et un jetage irritant, devra toujours éveiller l'attention. On surveillera par soi-même la manière dont l'enfant tette et les signes particuliers qui indiquent l'imperméabilité nasale, tels que les interruptions incessantes de la tetée; les accès de suffocation et les vomissements, ouvriront les yeux du médecin déjà prévenu par la notion du ronflement nocturne, vite remarqué et signalé par les parents.

On se gardera de prendre le coryza particulier à ces cas pour un coryza syphilitique qui serait caractérisé par un jetage sérosanguinolent et fétide.

La toux est-elle très quinteuse, on verra si la pression exercée sur la trachée est capable de provoquer la quinte et, suivant le résultat de cette expérience, on saura si, oui ou non, on se trouve en présence d'une coqueluche. En tout cas, le toucher du nasopharynx suffira toujours à lever les doutes.

Nous nous contentons de rappeler ici combien il est important d'examiner systématiquement le nasopharynx de tous les enfants qui présentent des troubles auditifs, ou une otorrhée chronique, ces symptômes fussent-ils d'ailleurs absolument isolés. C'est là, fréquemment, le seul signe fonctionnel saillant de la forme disséminée de l'hypertrophie adénoïde, autrement dit forme auriculaire de Calmettes et Chatellier, qu'il y a grand intérêt à ne pas méconnaître.

Chez l'adulte, souvent, la présence des tumeurs adénoïdes ne se manifeste que par des signes d'ordre très banal et peu propres à attirer l'attention sur le nasopharynx. Il n'est pas rare que des sujets porteurs d'une amygdale pharyngée hypertrophiée viennent consulter uniquement à propos de symptômes gênants attribuables, soit à une pharyngite granuleuse chronique, soit à des altérations de l'oreille moyenne. Le seul moyen d'éviter l'erreur est de ne jamais omettre, dans aucun examen, la rhinoscopie postérieure.

Diagnostic avec le cancer. — La possibilité d'une
tumeur maligne développée dans le cavum ne peut
être agitée que chez les individus d'un certain âge. La
rapidité de la marche du cancer, les douleurs lancinantes qu'il éveille parfois d'une façon précoce, le
caractérisent en général suffisamment. L'apparition des
engorgements ganglionnaires et de la cachexie spéciale ne laisseront plus guère de doute sur la nature
d'une tumeur suspecte, surtout si elle est anfractueuse,
ulcérée et saignante.

V. — Traitement de l'Hypertrophie de l'Amygdale pharyngée

Traitement médical. — Le traitement purement
médical des végétations adénoïdes ne nous arrêtera pas
longtemps; il est en général insuffisant, et si quelques
succès ont été mis à son actif, il faut moins les attribuer
à son efficacité qu'à la régression spontanée éprouvée
par l'amygdale pharyngée à partir d'un certain âge.
C'est ainsi que Woakes[1] prétend avoir obtenu quelques
succès avec des douches chaudes, pratiquées dans les
fosses nasales à l'aide du siphon de Weber. Suivant la
remarque de Chatellier, cette méthode n'est pas toujours
exempte de dangers, en ce sens que, si le nasopharynx
comblé entrave le passage du liquide d'une narine dans
l'autre, une douche trop fortement poussée peut forcer

1. Woakes, *Traité du Catarrhe du Pharynx nasal.*

l'orifice tubaire et provoquer l'apparition d'une otite moyenne aiguë.

Caustiques chimiques. — Les caustiques chimiques ont aussi été préconisés par quelques auteurs. Tels sont la teinture d'iode, le nitrate d'argent, l'acide chromique cristallisé. Ces deux dernières substances sont utilisées sous forme de perles disposées après fusion à l'extrémité de sondes à courbure appropriée, qui servent à cautériser à l'aide du miroir les points qui doivent être modifiés.

Il est de toute évidence que de semblables moyens ne peuvent être mis à contribution contre des végétations un peu volumineuses. Tout au plus est-il permis d'espérer en tirer quelque profit dans les cas où celles-ci sont très disséminées et très grêles, ou lorsqu'il est nécessaire de détruire les reliquats d'une ablation chirurgicale imparfaite. Ce sont donc des procédés d'exception ; encore est-il indispensable d'ajouter que, dans les occasions dont nous venons de parler, la supériorité du galvanocautère n'est plus à prouver.

Étant donnée une cavité nasopharyngienne encombrée de masses adénoïdes, la seule conduite vraiment rationnelle est donc de l'en débarrasser au plus vite et, seuls, les moyens chirurgicaux sont capables d'atteindre ce but.

Ablation chirurgicale seule méthode rationnelle. — Une fois posée cette règle générale, quels sont les signes qui pourront déterminer le chirurgien à intervenir ? A quelle source celui-ci devra-t-il puiser les indications opératoires ? Devra-t-il se laisser guider par les troubles fonctionnels ou par la seule présence d'une grosseur dans le nasopharynx, ne donnât-elle lieu d'ailleurs à aucun symptôme gênant.

Indications. — S'il faut en croire J. Dunn [1] et G. A. White [2], toute saillie apparente dans l'arrière-cavité des fosses nasales, toute excroissance assez proéminente pour pouvoir être chargée entre les mors d'une pince, est anormale et doit, par suite, être enlevée. Une pareille manière de voir étendrait singulièrement le champ des indications opératoires, et la pratique de J. Wright semble beaucoup plus rationnelle. Selon lui, il n'est pas absolument rare, au cours d'un examen rhinoscopique pratiqué dans un tout autre but, de découvrir fortuitement des végétations du nasopharynx, ne donnant du reste lieu à aucun symptôme morbide, et n'occasionnant ni obstruction nasale, ni surdité, ni catarrhe. Il est alors plus simple et bien plus sage de s'abstenir. Il suffit de prévenir les parents du petit malade de la situation, de les engager à le surveiller et à le ramener sans retard, à la première apparition chez lui d'un symptôme suspect, tel que ronflement, douleur d'oreille, ou diminution de l'acuité auditive.

C'est aux mêmes considérations d'urgence que doit être subordonné le choix de l'âge auquel il est convenable d'opérer. Dès que des troubles fonctionnels notables sont observés et rapportés comme cause véritable à une amygdale pharyngée hypertrophiée, l'hésitation n'est

1. Loc. cit.
2. J.-A. VHITE. (*Journ. of the Americ. med. Assoc.*, 28 nov. 1889.)

pas permise, il faut agir sans retard. Quelques auteurs, se basant sur la tendance naturelle de ces tumeurs vers une régression qui ne fait que s'accentuer avec l'âge, conseillent l'expectation, plus ou moins déguisée par un traitement topique anodin. C'est là une mauvaise pratique. Des désordres fonctionnels d'abord curables peuvent dans ces conditions devenir, comme nous l'avons dit, définitifs, et l'atrophie spontanée des adénoïdes laisse trop souvent après elle des vices de prononciation irrémédiables, et, qui plus est, des surdités dues à des lésions incurables de la membrane du tympan et de la chaîne des osselets. Du reste, il est des conditions dans lesquelles l'opération s'impose pour ainsi dire d'urgence. Tel est le cas chez les enfants du premier âge dont la nutrition souffre gravement du fait de l'obstruction nasale, et que l'on doit au plus tôt débarrasser pour leur permettre de téter et de respirer ; faute de quoi, on les expose à tomber dans un état grave d'athrepsie auquel ils peuvent même succomber.

A l'âge d'adulte, ou à une période de la vie plus tardive, il n'y a plus de régression à espérer, et il est bien clair qu'il n'y a pas à choisir entre deux partis. Lorsque l'on se trouve en face du cortège symptomatique habituel expliqué par des signes objectifs positifs, il ne reste plus qu'à intervenir.

Choix de l'instrument. — Une fois cette décision prise, à quel instrument donnera-t-on la préférence ? C'est là une question qui est résolue de façons bien diverses suivant les auteurs. A vrai dire, le nombre des instruments proposés pour l'ablation des tumeurs adénoïdes est considérable, et chaque laryngologiste a plus ou moins son outil préféré. Cette richesse apparente est peut-être un signe de pauvreté réelle. Chaque pièce de cet arsenal a ses avantages et ses inconvénients. Pour celui qui en fait usage, la principale vertu gît peut-être dans l'habitude qu'il a acquise de la manier à l'exclusion des autres, et, par conséquent, d'en tirer adroitement parti. Nous ne nous imposerons pas la tâche de faire défiler devant le lecteur l'interminable procession des instruments imaginés depuis vingt-cinq ans pour pratiquer cette petite opération qui, elle-même, a déjà, dans la littérature médicale, servi de thème à d'aussi copieux commentaires que la plus grave des interventions de la chirurgie abdominale. Nous nous bornerons à signaler à grands traits les principaux types, en insistant particulièrement sur ceux qui paraissent à l'heure présente accaparer la plus grande part de vogue. Celle-ci, il est vrai, comme tout ce qui est de mode, est souvent éphémère, encore faut-il savoir en marquer le passage. Nous commencerons par mentionner quelques méthodes qui n'ont plus actuellement qu'un intérêt historique.

Couteau annulaire de Meyer. — W. Meyer, le père des végétations adénoïdes, les enlevait à l'origine par la voie nasale, à l'aide d'un couteau annulaire, monté sur une longue tige droite. Il l'introduisait de champ, dans le méat inférieur, jusqu'au nasopharynx, puis lui imprimait des mouvements de rotation et de raclage qu'il soutenait et dirigeait avec l'index de la main gauche glissé derrière le voile du palais. Voltolini a, lui

aussi, fait usage de ce procédé. D'une application difficile pour le chirurgien, fort pénible pour le malade, il
ne demeure plus qu'à l'état de souvenir.

Anse galvanique, par la voie nasale. — C. Michel,
(de Cologne) employait l'anse galvanique de la façon
suivante : l'un des bouts du fil introduit par une
narine était ressorti par l'autre; il fallait s'aider du
miroir pour placer à peu près l'anse ainsi formée.
Cette pratique, aussi incommode au moins que la précédente, n'a jamais été très répandue.

Voie buccale. Ongle. Ses inconvénients. — La voie buccale est beaucoup plus facile à suivre, et les instruments dont il nous reste maintenant à nous occuper
sont construits dans ce sens. De tous, assurément le
plus simple et le plus usuel, c'est l'ongle que chacun
porte en tout temps à la phalange de son index. C'est
Guye, d'Amsterdam, qui, le premier, a montré le parti
qu'on en pouvait tirer dans le nasopharynx. Il glissait
derrière le voile du palais l'index de la main droite, et
se servait de l'ongle pour écraser et lacérer les végétations jusqu'à dégagement de la cavité. Cet exemple est
encore suivi par quelques opérateurs. Lennox Browne
donne franchement la préférence à ce procédé dans
tous les cas; Thrasher l'emploie systématiquement chez
les enfants du premier âge et ne laisse pas de s'en
servir plus tard, quand les néoplasmes sont de consistance molle. Delavan en admet aussi l'utilité comme
auxiliaire des pinces.

Nous ne croyons pas qu'en France cette pratique soit
encore très usitée. Elle ne peut s'adresser dans tous les

cas qu'aux formes molles, disséminées, des tumeurs adénoïdes. Inutile de faire remarquer qu'elle est brutale, que le doigt a souvent peine à pénétrer jusqu'au sommet du nasopharynx, qu'il ne fait alors qu'effleurer la surface de la néoplasie ; enfin, que rien n'est moins antiseptique, plus difficile à rendre aseptique que la rainure de l'ongle. Le toucher du nasopharynx dans un but d'exploration exige déjà de grandes précautions et ne doit pas être fait sans motif. A plus forte raison, un chirurgien scrupuleux reculera-t-il devant une opération qui consiste à lacérer et à ouvrir largement les fentes lymphatiques de l'amygdale pharyngée avec un ongle garni de germes.

Ongles artificiels. — Pour remédier à ces inconvénients, on a imaginé des ongles artificiels s'adaptant à l'extrémité de l'index et même une curette annulaire se fixant de la même façon. Leur usage n'est pas beaucoup plus recommandable ; la curette a, en outre, le défaut grave d'agir à l'aveugle et d'exposer à des blessures du vomer et surtout des pavillons tubaires.

Curette annulaire par la voie buccale. — Meyer, après avoir employé tout d'abord l'anneau tranchant par la voie nasale, l'utilisa dans la suite par la voie buccale en modifiant la tige de soutien pour lui donner une courbure appropriée. Mais, même avec ce perfectionnement, cet instrument réalise rarement l'ablation radicale. Depuis, il a été construit des curettes de formes très variées, fenêtrées ou non fenêtrées, mais dont l'usage semble toujours devoir être plus ou moins réservé à l'abrasion de petites végétations molles disséminées, ou à la toilette du nasopharynx à la suite d'une ablation avec les pinces ; en tout cas, elles ne remplissent nullement toutes les indications.

Couteau de Gottstein, modifié par Calmettes et Lubet Barbon. — Nous ne signalerons qu'un modèle assez ingénieux proposé par MM. Calmettes [1] et Lubet Barbon [1], lequel est une modification du couteau de Gottstein. Cet instrument se compose essentiellement d'un triangle d'acier à angles mousses, dont le sommet est fixé sur une tige presque perpendiculaire à son plan et offrant une courbe adaptée à la région dans laquelle on doit manœuvrer. Le tout est monté sur un manche. Seule la base du triangle représente une lame dont le tranchant regarde en avant ; les deux autres côtés sont mousses et en limitent l'action.

Mode d'emploi. — L'abaisse-langue posé, l'instrument est introduit, le talon en haut, jusque dans le pharynx et n'est redressé que derrière le voile du palais, de façon à orienter la lame (base du triangle) parallèlement au plan transversal du cavum. Celle-ci est glissée avec précaution entre la face postérieure du voile du palais, puis les narines postérieures, en arrière, et la face antérieure de la masse néoplasique, en avant, et cela jusqu'à ce qu'elle butte contre la voûte du nasopharynx; l'instrument est alors poussé d'avant en arrière, attaquant dans cette direction la base des végétations et guidé par le plan résistant de la voûte. Tout

1. CALMETTES et LUBET BARBON, Nouveau procédé pour opérer les végétations adénoïdes du pharynx nasal chez l'enfant. (*Gaz. hebdom. de Méd. et de Ch.*, 23 août 1890.)

se trouve ainsi abrasé sur la ligne médiane. Sans être retiré, l'instrument est successivement porté de chaque côté du cavum, pour y achever le curage.

Ce couteau, dont le champ d'action est plus étendu que celui de la plupart des autres modèles, permet un déblayage plus parfait, mais il n'est pas exempt des inconvénients généraux de toutes les curettes, puisque, ne pouvant saisir les fragments qu'il détache, il les laisse tomber dans le pharynx et même sur la glotte.

Pinces à végétations. Pince de Lœwenberg. — Les pinces, dont l'usage est actuellement presque universellement adopté pour l'opération des tumeurs adénoïdes, ne sont pas passibles du même reproche. Celle que Lœwenberg fit construire pour ce genre d'interventions est, croyons-nous, la première en date ; elle a servi de type à de nombreux instruments qni n'en représentent que des modifications plus ou moins heureuses. On peut la comparer assez simplement et assez exactement à une pince à polypes à longues branches, à laquelle on aurait donné, sur le plat, des courbures destinées à lui permettre de contourner, d'une part le dos de la langue en avant (concavité inférieure), d'autre part, plus profondément le voile du palais (concavité supérieure). Les extrémités représentent deux cupules à bords tranchants, se regardant par leur concavité. C'est de cette conception primitive que dérivent un certain nombre de perfectionements successifs dont nous avons le devoir d'indiquer les principaux.

Longueur de la partie coudée. — La portion coudée antérieure a été allongée par les uns, raccourcie par les autres. A ce point de vue, il n'y a qu'une règle à observer, c'est la hauteur du pharynx, chez les sujets à opérer. Les dimensions de cette partie de l'instrument doivent s'adapter à celles du cavum ; elles varient donc nécessairement avec l'âge des malades, courtes pour les enfants, plus longues s'il s'agit d'adultes.

Pince de Lœwenberg modifiée. — Somme toute, ce sont les cuillères qui sont sujettes aux plus grandes variations, tant au point de vue de leurs dimensions et de leur forme qu'à celui de la disposition de leurs bords. C'est ainsi que la pince Lœwenberg-Wookes s'écarte de son modèle, en ce que les cuillères plus larges sont ovalaires au lieu d'être rondes ; que celle de Lœwenberg-Hooper offre deux cuillères ovales également, mais de grandeur inégale, et dont l'une (la pince fermée) vient s'inclure dans l'autre. Enfin, une des modifications les plus heureuses fut celle qui consista à construire des cuillères à tranchant limité à leur bord antérosupérieur, le reste de leur périphérie restant mousse, et même ne venant pas au contact, la pince fermée. Cette disposition permet en effet d'éviter sûrement la blessure des diverses parties du meat postérieur des fosses nasales et en particulier du vomer.

Nous en aurons fini avec cette un peu longue revue d'instruments quand nous aurons dit un mot des pinces à cuillères fenêtrées qui semblent maintenant être fort en honneur auprès d'un grand nombre de laryngologistes.

Pince de Ruault, de Kuhn et de Gradle. — A cette classe appartient la pince construite en 1887 par Collin sur les indications de M. Ruault. Elle se termine par deux mors, dont chacun représente une curette tranchante fenêtrée assez profonde, évidée à sa partie postérieure. C'est encore à ce type que répondent les instruments employés par Kuhn[1] (de Strasbourg) et par Gradle[2] (de Chicago). De ceux-ci, le premier est muni en guise de cuillères, de deux couteaux annulaires elliptiques, dont la courbure supérieure s'adapte à celle de la voûte pharyngée, mais dont la fenêtre est traversée par deux tiges métalliques entrecroisées, destinées à maintenir plus solidement les végétations saisies. Très apprécié par quelques spécialistes (J. WRIGHT), l'instrument de Gradle a des allures imposantes et plus lourdes. Il représente assez bien une pince coupante à cuillères fenêtrées triangulaires. Chaque extrémité est une curette à trois côtés. Un seul est tranchant et répond à la base du triangle qui regarde en haut. Celle-ci, faiblement incurvée, s'adapte à la voûte du nasopharynx. Le triangle est conforme aux dimensions de cette cavité, puisqu'il présente 0,020 millimètres de haut sur 0,013 millimètres de large. Sur les plans extérieurs des curettes, partageant le triangle en deux, sont rivés deux ressorts qui empêchent les portions excisées de glisser au dehors. Un autre ressort placé entre les poignées maintient les curettes écartées l'une de l'autre.

1. KUHN, Sur l'opération de l'amygdale pharyngée hypertrophiée. (Communic. à la section d'otologie du 62° congrès des médecins allemands. *In Deutche Med. Woch.*, 1889, n° 44, pp. 903-904.)

2. GRADLE, Opération de l'amygdale pharyngée hypertrophiée. (*Deutch. Med. Woch.*, 1890, n° 8).

Ces deux dernières pinces, on le voit, se distinguent par les dimensions exceptionnelles de leurs mors, par la largeur de leurs lignes tranchantes et de leurs surfaces de préhension. Ce sont là assurément des avantages inappréciables dans une opération qu'il s'agit de mener à bien aussi rapidement que possible, et cela en une seule séance, parfois sans anesthésie. Tels sont, du reste, les *desiderata* que les créateurs de ces pinces ont surtout cherché à atteindre.

Maniement de la pince de Gradle. — La pince de Gradle « est conduite, fermée, derrière le voile du palais, puis ensuite ouverte par la pression du ressort qui tient les poignées écartées, et appuyée par le haut. On doit alors chercher à saisir en une fois la plus grande masse possible de la tumeur. Avec un peu d'habitude, il n'est pas utile de ressortir l'instrument à chaque broiement, mais on peut aussitôt saisir ou exciser de nouvelles portions de néoplasme, aussi longtemps que la voûte ne paraît pas encore absolument libre. C'est seulement en cas de masses très volumineuses qu'il est utile pendant l'opération de libérer la pince des débris de végétation qui y adhèrent. »

Telle est en deux mots, d'après son inventeur, la façon dont on peut tirer parti de la pince de Gradle.

Il ne nous reste plus à mentionner qu'un modèle d'instrument d'un mécanisme moins primitif que les précédents et connu sous le nom d'adénotome. Il s'agit encore ici de deux lames tranchantes, mais montées sur une tige unique, et pouvant être amenées, au contact l'une de l'autre, grâce à un mécanisme plus complexe que celui des pinces, par simple pression sur un bouton à ressort.

Adénotomes. — Un des premiers modèles d'adénotome qui ait été construit a été imaginé par le docteur Delstanche (de Bruxelles), et est figuré dans la thèse de Chatellier. Les deux curettes tranchantes saisissent les végétations latéralement, c'est-à-dire que leur rapprochement s'effectue dans le sens transversal.

L'adénotome de Mayor [1] est autrement disposé, car les lames s'en meuvent dans le sens antéropostérieur et attaquent la néoplasie simultanément en avant et en arrière.

Malgré leur ingéniosité, les adénotomes sont d'un maniement moins usuel et moins pratique que les pinces coupantes ; capables, à la rigueur, d'abraser une tumeur unique bien circonscrite, ils sont manifestement insuffisants lorsqu'il s'agit d'exciser des végétations molles et disséminées. Leur seul avantage est peut-être de rendre presque impossible le pincement de la luette, accident qui du reste est facilement évité, avec un peu de précaution, lorsque l'on se sert des pinces.

Tels sont les principaux types qui composent l'arsenal chirurgical du laryngologiste qui veut s'attaquer aux papillomes adénoïdes du nasopharynx. Nous avons, chemin faisant, montré brièvement quelle était la marche à suivre pour manier les plus spéciaux d'entre ces modèles ; nous nous réservons d'indiquer plus loin, avec plus de précision, le manuel opératoire générale-

1. Voy. *the Journ. of the Americ. med. Assoc.*, 8 mars 1890, p. 340.

ment adopté dans les cliniques laryngologiques de Paris. Il nous reste auparavant à examiner un point qui, dans l'étude du sujet qui nous occupe, n'est pas dépourvu d'une certaine importance. Nous voulons parler de l'anesthésie dans l'opération des végétations adénoïdes. Elle a encore, à l'heure actuelle, ses détracteurs, mais disons tout de suite qu'elle tend de plus en plus à entrer dans la pratique courante, car elle permet seule d'obtenir un curetage parfait du cavum en une séance unique : idéal impossible à réaliser sans elle.

L'opération est douloureuse. — Malgré l'affirmation de quelques chirurgiens qui proclament l'indolence relative de l'ablation des tumeurs adénoïdes, il n'en est pas moins vrai que, de l'aveu de tous ceux qui l'ont subie sans anesthésie, elle constitue une opération fort douloureuse (DELAVAN). Si quelques sujets énergiques ou phlegmatiques l'endurent aisément, surtout s'il s'agit de tumeurs molles, cela est l'exception, car la plupart des malades atteints de cette affection étant, par tempérament, frêles, timorés et nerveux, sont plus facilement que d'autres déprimés par le choc opératoire. Ce sont là autant d'arguments en faveur de l'anesthésie.

Un nombre restreint de laryngologistes s'adressent systématiquement à l'anesthésie générale dans tous les cas. C'est la pratique adoptée maintenant par MM. Ruault, Chatellier, Luc, Martin, Cartaz, par Delavan, en Amérique. Néanmoins les éclectiques, c'est-à-dire ceux qui n'admettent l'anesthésie générale que dans des cas bien déterminés par certaines indications, sont encore nombreux. C'est ainsi que Lubet Barbon, Thrasher, la considèrent comme superflue chez les enfants du premier âge, qui, à vrai dire, sont presque constamment porteurs de tumeurs molles, facilement abrasées en une séance ou deux, et dont l'inconscience assure du reste la docilité. Gleitsmann [1], sans repousser absolument l'usage de l'anesthésie, s'en passe généralement. J. Wright y a recours systématiquement au-dessous de douze ans, et pousse parfois cette limite jusqu'à quinze chez les malades pusillanimes et indociles. Selon lui, l'anesthésie locale avec la cocaïne est fréquemment suffisante au-dessus de douze ans, et toujours au-dessus de quinze. Mais chez les enfants plus jeunes, et cependant, bien en état de se rendre compte de l'intervention qui est tentée sur eux, si la première introduction de la pince est quelquefois possible à l'état de veille, trop souvent les petits patients deviennent absolument rebelles aux introductions suivantes. Aussi n'est-il pas superflu de les endormir. La pratique de Thrasher est à peu près identique, puisqu'il admet l'anesthésie générale au-dessous de quatorze ans. E. Teets [2] s'en montre aussi systématiquement partisan chez les jeunes enfants.

Procédés d'anesthésie. Chloroforme. — Quel est l'agent anesthésique auquel il convient de donner la préférence? Le chloroforme est certainement le plus usuel, et les dangers qu'il offre chez l'adulte sont, chez

1. GLEITSMANN. (*Med. News*, 19 janv. 1889.)
2. E. TEETS. (*The Journ. Ophtalm, otol. and Laryngol. New-York,* oct. 1891.)

l'enfant, très atténués; aussi n'a-t-on pas de raison sérieuse pour s'en priver, fût-ce dans une opération aussi courte et aussi bénigne que l'ablation des adénoïdes. D'ailleurs, la plupart des auteurs sont d'accord pour déclarer que le sommeil ne doit pas être poussé très loin, il est inutile de dépasser la première période durant laquelle, sensibilité douloureuse et réflexes sont déjà abolies (J. WRIGHT); elle ne dure que quelques minutes, mais cela est assez pour nettoyer à fond la cavité nasopharyngienne.

Quant aux autres reproches adressés à l'anesthésie générale, tels que de favoriser la chute dans le pharynx de fragments néoplasiques (Voltolini a rapporté un cas de mort dû à la chute d'un fragment sur la glotte); d'augmenter, d'autre part, l'hémorragie, il est aisé d'y répondre. L'emploi des pinces rend pour ainsi dire impossible le premier accident; pour ce qui est du second, il est facile d'y remédier, comme nous le verrons, en plaçant l'opéré dans une attitude convenable.

Bromure d'éthyle. — D'autres substances ont été proposées comme succédanées du chloroforme dans l'opération des végétations du nasopharynx. Le protoxyde d'azote est utilisé par quelques-uns. Calmettes et Lubet Barbon ont vanté les vertus du bromure d'éthyle administré suivant la méthode de Terrillon. Moins périlleux que le chloroforme, cet anesthésique procurerait instantanément un sommeil de peu de durée, il est vrai, mais cessant aussi très brusquement, sans laisser après lui aucun malaise. On posséderait par conséquent en lui un agent précieux pour une opération aussi courte que l'ablation de l'amygdale pharyngée. Il ne provoque jamais la mort par syncope, et ne donne presque jamais lieu au vomissement. Pour l'administrer, on en fait respirer au patient, sur un masque à anesthésie, une dose massive d'emblée de façon à le sidérer, en se gardant cependant de pousser le sommeil très loin, car il pourrait en résulter une contracture des muscles masséters, qui, en pareil cas, entraverait absolument toute manœuvre opératoire.

Somme toute, le sommeil provoqué offre de sérieux avantages et même s'impose souvent dans la seconde enfance. Il n'est guère que chez les tout jeunes enfants ou à l'âge adulte qu'il soit permis de s'en priver, pour lui substituer dans le dernier cas l'anesthésie locale par la cocaïne. Malgré cela, quelques laryngologistes tiennent encore le chloroforme pour rarement utile, et ne devant être employé qu'en cas d'urgence absolue. (J. Boylan, S. W. Fitzpatrick.)

Ceux qui redoutent l'anesthésie générale peuvent lui substituer l'anesthésie locale et s'adresser aux solutions de sels de cocaïne. Malheureusement, l'usage n'en offre pas toujours une sécurité bien grande. Nous avons déjà, à propos de l'amygdalotomie, insisté sur l'infidélité de ces préparations appliquées dans le pharynx. Ce que nous avons dit alors, nous pourrions le répéter au sujet du nasopharynx. Elles se comportent en effet de la

---

1. Voy. *The Cincinnati Lancet clin.*, 27 févr. 1892.

façon la plus variable, suivant les sujets, faisant merveille ici, ne donnant ailleurs aucun résultat, occasionnant même des haut-le-cœur pénibles. Les solutions de chlorhydrate et de saccharate de cocaïne demeurent néanmoins de précieuses ressources, en ce sens que, dans le cas où elles réussissent, elles suppriment totalement la douleur et la sensibilité réflexe, ce qui constitue un avantage inappréciable. L'application de l'anesthésie doit être précédée d'un lavage détersif soigneux ; puis une solution au 1/10 imbibant un pinceau d'ouate sert à badigeonner énergiquement les parties que l'on se propose d'abraser et au niveau desquelles elle abolit la sensibilité dans un délai de cinq à six minutes.

J. E. Boylan [1], d'après une expérience personnelle qui lui a toujours réussi, recommande vivement, comme remplaçant avantageusement le badigeonnage, l'injection interstitielle de cocaïne dans la base de la masse végétante. Dans ce but, il a imaginé une seringue à injection hypodermique, modifiée en ce qu'elle est munie d'une canule porte-aiguille, de longueur et de courbure convenable, portant un fourreau mobile destiné à recouvrir et protéger la pointe, jusqu'à son arrivée au contact du néoplasme, dans lequel elle doit plonger. A l'aide de cet instrument, Boylan injecte dans l'épaisseur du parenchyme 1gr,50 environ d'une solution à 10/100. Il assure provoquer de cette façon

1. J. E. BOYLAN, Méthode simple et efficace pour l'anesthésie de l'Am. phar. (*The Journ of the Americ. med. Asso*., 21 août 1890. p. 285.)

pendant cinq minutes une anesthésie locale presque complète. La douleur de l'opération, comparée à celle qui suit l'application usuelle de la cocaïne au pinceau, serait pour ainsi dire nulle.

Manuel opératoire dans la première enfance. — Dans la première enfance, nous avons vu que l'on pouvait à la rigueur se passer d'anesthésie. On peut alors s'adresser pour opérer aux pinces de Lœwenberg modifiées, et procéder de la façon suivante. Il importe d'abord que ces pinces aient une portion coudée très courte et formant avec le reste de l'instrument un angle presque droit, en rapport, somme toute, avec le faible développement du nasopharynx à cet âge. Après une exploration digitale soigneuse (la seule qui soit praticable à cette période de la vie) pratiquée, cela est entendu, avec un doigt soigneusement désinfecté (l'index ou au besoin le petit doigt), examen qui a pour but de saisir, autant que possible, tous les détails de volume, de forme, de consistance des végétations, on se dispose à opérer. L'enfant a été confié à un aide qui le tient sur ses genoux, face au jour, lui maintenant bras et jambes ; un deuxième aide immobilise au besoin la tête. L'abaisse-langue, tenu de la main gauche, est poussé profondément, de manière à faire ouvrir largement la bouche. La pince, tenue solidement de la main droite, est glissée à plat jusqu'au voile du palais. Son extrémité est insinuée derrière celui-ci, puis redressée ; les mors sont alors ouverts jusqu'à contact avec les parois latérales du cavum. Dans ces conditions, les végétations sont embrassées par les cuillères, qu'il suffit de rapprocher, pour les saisir et couper tout ce qui est compris dans leur intervalle. On exerce alors, tout en serrant, un mouvement de torsion latérale qui déchire en écrasant. Retirée, la pince ramène une masse rougeâtre, plus ou moins molle, striée de vaisseaux, rappelant par son aspect extérieur un morceau d'amygdale. Dans la première enfance, on doit se contenter en général d'une seule extraction par séance, d'autant plus que la première suffit déjà le plus souvent à dégager largement le champ opératoire ; à tel point que l'on est rarement contraint de procéder à une seconde intervention. Si cependant elle devient nécessaire, on peut y recourir dix jours plus tard.

Comme on le voit, il s'agit d'une opération à la portée de tous. Le seul écueil véritable à éviter est la préhension du vomer entre les mors de la pince. Sa dureté osseuse le fera aisément distinguer des végétations. Si l'on croit le tenir par erreur, la seule conduite rationnelle consistera à lâcher prise et à reporter la pince en haut et bien en arrière.

Rhinoscopie postérieure chez les enfants. — Dans la seconde enfance, comme nous l'avons dit, l'anesthésie générale s'impose presque toujours. Il est néanmoins utile de faire précéder le sommeil d'un examen au miroir, parfois possible même à cet âge, grâce à un badigeonnage préalable à la cocaïne destiné surtout à supprimer les réflexes du voile du palais. On peut ainsi obtenir sur l'état réel du cavum des renseignements assez précis que le toucher ne saurait fournir. Chatellier a pu pratiquer la rhinoscophie postérieure quarante et une fois sur cinquante ; quelques-uns de ces sujets n'avaient pas plus de cinq ans et demi. J. Wright dit avoir réussi à mener à bien ce genre d'examen, chez des enfants encore plus jeunes. Quoi qu'il en soit, à défaut du miroir, le doigt permettra en général une exploration suffisante. Mais il est plus sage de ne l'entreprendre qu'alors que le malade est déjà sous l'influence du chloroforme, car cette petite opération préliminaire est par elle-même extrêmement désagréable et propre à effrayer l'enfant.

Antisepsie préparatoire. — Inutile d'ajouter que l'ablation de l'amygdale pharyngée doit être préparée au même titre que toute intervention chirurgicale soigneuse. C'est dire que l'opérateur doit faire en sorte, non-seulement d'être lui-même aseptique et de n'user que d'instruments aseptiques, mais encore d'obtenir autant que possible un champ opératoire aseptique, ce qui est plus qu'ailleurs malaisé dans une pareille région. C'est là un idéal que l'on s'efforcera de réaliser, en pratiquant plusieurs jours à l'avance des irrigations nasales à l'eau boriquée chaude avec le siphon de Weber. Mais, l'action de ces lavages étant très passagère, et le pouvoir antiseptique de l'acide borique, très modéré, il sera prudent, en outre, à l'exemple de M. Ruault, d'entretenir, par des insufflations de salol ou d'aristol, la surface opératoire en contact permanent avec une substance antiseptique, et cela, durant quatre à cinq jours avant l'opération. Cette conduite constitue la meilleure sauvegarde contre les accidents infectieux consécutifs qui ont pour unique origine, le plus souvent, une faute d'antisepsie.

Position à donner au malade. — Le champ opératoire ainsi préparé, comment faut-il placer le malade? L'attitude à choisir offre ici une certaine importance. Elle doit en effet remplir plusieurs conditions : 1° être compatible avec un bon éclairage; 2° laisser à l'opérateur toute la liberté de ses mouvements; 3° ne pas permettre au sang de s'écouler, ni dans l'œsophage, ni surtout dans le larynx et dans la trachée. La question de l'éclairage, disons-le tout de suite, a perdu dans ces dernières années une bonne part de son importance, surtout en raison de la variété actuelle et de la perfection des sources de lumière artificielle, d'un maniement chaque jour plus pratique.

Inconvénients de la position assise. Avantages du décubitus. — La position assise, l'enfant maintenu sur les genoux d'un aide, est employée par quelques chirurgiens ; mais elle exige l'assistance, non seulement de celui qui porte le petit malade, mais souvent d'un second aide occupé à tenir le bâillon et à fixer la tête. En outre, après chaque application de pince, il faut abaisser vivement la tête du patient en avant, pour déterminer l'écoulement du sang par les narines. Il est bien plus avantageux de coucher le malade sur une table opératoire. Le chirurgien peut alors agir avec l'aide d'un seul assistant, le sang s'écoule en arrière vers l'œsophage et l'estomac, mais n'a aucune tendance à tomber sur la glotte. C'est là un dernier inconvénient qu'il est encore possible d'éviter, soit en imitant la conduite de J. Wright, qui après chaque fragment enlevé retourne vivement l'opéré la face en bas, laissant un moment la tête tomber sur le bord de la table, en ayant soin toutefois de ne pas prolonger cette posture susceptible d'accroître l'hémorragie par compression mécanique des veines du cou, soit en se contentant d'incliner simplement la tête de l'enfant sur le côté, après chaque temps opératoire (Balme). On peut enfin suivre l'exemple de Hoppmann (de Cologne), de M. Ruault[1], de Thrasher, qui étendent le sujet sur le dos, les épaules sur le bord de la table, la tête pendante dans l'extension forcée, dans une position déclive par rapport au plan qu'occupe le corps, et bien éclairée. C'est là bien évidemment l'attitude de choix, celle qui réunit tous les avantages.

Manuel opératoire dans la seconde enfance et chez l'adulte. — Le patient ainsi disposé et suffisamment anesthésié pour que toute sensibilité douloureuse ou réflexe soit abolie par l'inhalation ou de chloroforme ou de bromure d'éthyle, voici comment on procède. L'opérateur se place un peu à gauche de la tête du sujet et introduit de la main gauche un abaisse-langue qui, fortement appuyé, suffit souvent à donner assez de jour; dans le cas contraire, un aide placé à la droite du malade applique un écarteur des mâchoires. Après une exploration digitale soigneuse, le chirurgien glisse, de la main droite, dans le pharynx, l'extrémité d'une pince coupante (modèle de Ruault), lui fait contourner le voile du palais de la façon dont il a été dit plus haut et ouvre l'instrument dès que les mors sont en contact avec la paroi pharyngée; ces derniers sont

1. Ruault, Opération des tumeurs adénoïdes. (*Archives de Laryngologie*, 1891.)

ensuite introduits dans le cavum, de manière à saisir la partie inférieure des végétations. Les cuillères sont rapprochées avec lenteur et en déployant assez de force pour qu'elles arrivent au contact l'une de l'autre : puis l'instrument est retiré emportant le fragment excisé. Le doigt reconnaît alors ce qui reste, la pince introduite de nouveau saisit et enlève une seconde tranche, et ainsi de suite, de bas en haut, jusqu'à déblayage complet du nasopharynx. Dans la majorité des cas, ce résultat est obtenu après un ou deux coups de pince. Une fois l'arrière-cavité à peu près débarrassée, l'extrémité d'une des cuillères peut être utilisée à la façon d'une curette pour abraser les derniers débris. Dans ces conditions, tout est terminé en une seule séance.

Chez l'enfant, l'opération radicale est aisée, le bord postérieur du vomer étant encore très oblique et les végétations s'insérant sur la portion la plus reculée de la voûte du cavum. A partir de onze ou treize ans, au contraire, ce point d'insertion se rapproche de l'orifice postérieur des fosses nasales et l'on est contraint de faire agir la pince en avant pour dégager le bord supérieur des choanes, et cela sous peine de faire une opération incomplète (RUAULT).

L'important est d'agir sans hâte et de contrôler à mesure par le toucher les progrès qu'a réalisés le travail des cuillères, tâche que facilite singulièrement l'anesthésie générale. Cet examen au cours de l'opération demande surtout une certaine habitude, car, une fois le champ opératoire encombré de caillots, il est assez malaisé de se rendre un compte exact des végétations qui restent. Avec l'instrument de Ruault, l'opération ne présente pas, par elle-même, de grandes difficultés, car son usage exclut toute possibilité de blesser le vomer ou le voile du palais. De plus, elle ne se prolonge pas longtemps et ne dure guère que deux à cinq minutes. On peut sans inconvénient se dispenser de relever, à l'exemple de Hoppmann, le voile du palais à l'aide d'un tube de caoutchouc passant de la bouche aux fosses nasales.

Hémorragie primitive, s'arrête spontanément. — L'ablation des végétations adénoïdes est presque constamment l'occasion d'une hémorragie primitive assez abondante, le sang s'échappe à la fois par le nez et par le pharynx ; aussi faut-il opérer un peu vite. Par bonheur, généralement cette effusion ne dure pas. Le sang s'écoule, soit dans l'œsophage quand le malade est couché, soit par les narines quand il a la tête pendante, mais la source en est presque toujours spontanément et rapidement tarie, sans que l'on soit obligé pour cela de recourir à des moyens hémostatiques particuliers. Inutile de dire qu'une certaine quantité de sang est toujours avalée par le patient.

Hémorragies consécutives graves. Cas publiés. — Il n'en a pas moins été publié quelques cas d'hémorragies graves, consécutives à l'ablation de l'amygdale pharyngée hypertrophiée. Suivant Ruault, pareil accident s'observerait surtout chez les névropathes arthritiques ou chez les femmes opérées au voisinage de l'époque menstruelle ; enfin, on pourrait ici encore retrouver l'influence prédisposante de l'inflammation (coryza ou

angine), au moment de l'intervention. J.-W. Gleitsmann[1] relate un fait d'hémorragie secondaire, survenue chez une jeune fille à la suite d'une deuxième et
dernière séance opératoire destinée à enlever la base
du néoplasme. Le sang n'apparut qu'une fois la malade
rentrée chez elle et continuait encore à couler le lendemain. L'hémorragie ne fut conjurée que par le tamponnement du nasopharynx. Delavan en a observé quelques exemples. Woakes en a vu un ou deux. J. Wright[2]
en rapporte également un exemple personnel. Il a trait
à une jeune fille à laquelle en une première séance
avait été enlevé un volumineux fragment de tumeur
adénoïde, mais qui, à une seconde, après une anesthésie par la cocaïne, eut, à propos de l'ablation de deux
ou trois végétations relativement petites, une hémorragie très abondante et très prolongée. Elle perdit, en
effet, plus de 250 grammes de sang et l'écoulement n'en
put être arrêté que par l'application sur la plaie d'un
tampon d'ouate hydrophile, imbibé de nitrate d'argent
en solution saturée. Enfin, Ruault lui-même a vu deux
cas d'hémorragies secondaires graves. Cuvillier en a
publié également dans sa thèse deux exemples ayant
trait à des adultes.

Procédés d'hémostase préventive ou curative. — Pour
parer à un pareil accident, plusieurs précautions sont à
divers titres recommandables. Une des plus simples
consiste à pratiquer, immédiatement après l'opération,
un lavage nasal au siphon de Weber avec de l'eau bori-

1. J.-W. GLEISTMANN. (*Med. News*, 19 janvier 1889.)
2. J. WRIGHT. (*The Journ. of Americ. med. Assoc.*, 23 août 1890.)

quée très chaude, méthode qui a l'avantage de donner en même temps, d'après la facilité plus ou moins grande avec laquelle l'eau ressort par l'autre narine, des renseignements sur l'état de la perméabilité du nasopharynx après l'intervention ; en outre, cette injection débarrasse le champ opératoire des caillots qui peuvent l'encombrer et contribue à son asepsie (Luc) [1]. Quelques laryngologistes préfèrent s'adresser à des agents plus directement astringents et conseillent l'emploi soit de glace, soit de glycérine iodée, soit d'une solution iodoiodurée. M. Gouguenheim a utilisé, dans cette circonstance, les propriétés hémostatiques puissantes de l'antipyrine en poudre ou en solution saturée, et avoue s'en être toujours bien trouvé. On ne peut nier, en effet, la puissance de cette dernière substance, à ce point de vue spécial.

Soins consécutifs. — Une fois l'opération terminée définitivement, comment doit-on panser la plaie ainsi faite et quels doivent être les soins consécutifs ?

On peut souvent se contenter de continuer deux ou trois fois par jour jusqu'à cicatrisation de la plaie les lavages à l'eau boriquée. Si l'on veut mieux faire, on maintiendra la plaie opératoire sous un pansement permanent, en y insufflant quotidiennement pendant six ou huit jours consécutifs soit du salol, soit de l'aristol en poudre impalpable (RUAULT).

Tel est le meilleur moyen de mettre le malade à l'abri de la réaction qui, le plus souvent du reste, est

1. Luc, Des opérations incomplètes des tumeurs adénoïdes. (*Arch. de Laryng.*, 1889.)

absolument nulle ou se réduit à un léger train de fièvre pendant deux ou trois jours, avec accélération insignifiante du pouls, seul phénomène qui traduise l'influence du traumatisme opératoire et seulement à la suite des interventions un peu pénibles.

Les suites de l'opération sont donc, dans la majorité des cas, des plus simples; elles réclament néanmoins une certaine prudence et quelques précautions. C'est ainsi qu'il est préférable de faire garder le lit à l'enfant, le jour même de l'intervention, d'autant plus que, durant cette journée, il est presque toujours exposé à vomir un peu de sang, avalé dans le cours de l'ablation, accident dont on devra ne pas manquer de prévenir l'entourage qui pourrait autrement en concevoir quelque inquiétude. La douleur consécutive est en général insignifiante. Si, pour une cause ou pour une autre, elle est excessive, on conseillera au malade de sucer de petits morceaux de glace, ou l'on fera au besoin sur la plaie des applications cocaïnées. Dès le lendemain, presque toujours, la déglutition est déjà assez facile; l'opéré peut se lever et manger sans grande gêne. Toutefois, on l'engagera pendant sept ou huit jours à ne se nourrir que d'aliments liquides ou demi-liquides, de préférence froids, et à garder la chambre. Ce délai expiré, on pourra, sans aucun risque pour lui, le laisser vaquer à ses occupations habituelles, et même, dans la belle saison, si la température le permet, cette période de réclusion sera abrégée plus ou moins.

Accidents secondaires infectieux. — Les accidents infectieux secondaires sont dus pour la plupart à des fautes d'antisepsie. Ils consistent soit en accès fébriles, soit en poussées inflammatoires hyperthermiques du côté des amygdales, ou, plus souvent, du côté de l'oreille moyenne.

Sur 550 opérés, Ruault a observé deux fois une fièvre de deux ou trois heures, cinq fois l'agmydalite infectieuse secondaire, dans un autre cas, un peu de malaise avec céphalée pendant deux ou trois jours. J. Wright a observé plusieurs fois un accident cependant rare : l'otite moyenne aiguë consécutive. Les sujets frappés étaient presque tous, il est vrai, porteurs avant l'opération d'un catarrhe chronique de la caisse passant subitement à l'état aigu à cette occasion.

Fausses récidives. — Lorsque les végétations adénoïdes ont été enlevées consciencieusement, et que le nasopharynx a été cureté dans tous ses recoins, il n'y a jamais de récidive. Il peut arriver cependant qu'après une opération bien menée on voie réapparaître, au bout de quinze jours à peine, l'obstruction nasale, le ronflement nocturne : phénomènes qu'explique la perception nette par l'examen local d'une tumeur, nouvelle en apparence. Dans ces conditions, pourtant, il est difficile de croire à la possibilité d'une récidive, qui ne serait justifiée que par la croissance d'un néoplasme avec une rapidité invraisemblable. Suivant la remarque de Luc[1], il s'agit alors presque toujours de fragments ayant échappé à la curette, en raison de leur situation trop antérieure, tout contre les choanes, fragments très

1. Luc, *loc. cit.*

réduits immédiatement après la première intervention, grâce à la saignée locale occasionnée par l'abrasion des autres. On est alors dans ces cas amené à compléter par une nouvelle séance la toilette du cavum.

Aussi ne saurait-on trop insister sur l'importance d'un examen au moyen du miroir rhinoscopique, pratiqué quelques jours après la première intervention, et destiné tant à constater l'état du nasopharynx qu'à détruire par la même occasion, avec le galvanocautère, tous les débris qui subsistent encore, afin de réaliser l'ablation radicale.

Galvanocautère dans les formes diffuses. — Le galvanocautère est, du reste, seul utilisé pour détruire les végétations discrètes dont la présence constitue la forme diffuse de l'affection adénoïde. Le genre d'électrode le plus favorable à cette petite opération consiste en un fil, enroulé de façon à former un petit disque de la taille d'une pièce de vingt centimes et monté sur un manche à courbures convenables. La méthode n'est du reste naturellement réalisable que chez les adultes, ou chez les enfants dociles. Pour être pratiquée dans toutes les conditions de précision désirable, c'est-à-dire avec l'aide du miroir, la cautérisation doit être précédée d'un badigeonnage du nasopharynx à la cocaïne, et il importe que le voile du palais soit rétracté, par un aide qui manie le crochet de Voltolini ; ou mieux encore par un rétracteur automatique comme il en existe plusieurs modèles ingénieux (modèle de Schnitzler, cité par Cuvillier, ou modèle de White, vanté par J. Wright). Le cautère est conduit à froid jusque sur le point à détruire, puis porté au rouge. On répète les séances aussi souvent que l'exige le nombre des végétations.

Dans certaines formes mixtes de l'hypertrophie de l'amygdale pharyngée, on commence par enlever le gros de la tumeur avec les pinces, et le galvanocautère achève le nettoyage du nasopharynx, qui est généralement complet après trois ou quatre applications. Dans quelques cas rares de végétations nombreuses et très disséminées, un bien plus grand nombre d'applications est parfois nécessaire, réparties en plusieurs séances.

Traitement des attitudes vicieuses provoquées par les végétations. — Une fois la ventilation du nasopharynx bien rétablie, la tâche du médecin n'est pas encore terminée. Il doit faire disparaître les déformations et les lésions secondaires créées à la longue par la présence des végétations. La bouche habituée à demeurer béante a souvent peine à se fermer. On recommandera donc aux opérés de s'exercer à plusieurs reprises dans la journée à respirer avec force bouche close. La nuit, la mâchoire inférieure, mal soutenue par des muscles d'une tonicité insuffisante, a tendance pendant le sommeil à tomber entraînée par son propre poids, ce qui occasionne la reprise de la respiration buccale et du ronflement. Pour remédier à cet inconvénient, il sera utile, pendant les premiers temps qui suivront l'opération, de maintenir le rapprochement des deux arcades dentaires à l'aide d'un bandage approprié (du modèle de Delstanche ou de celui de French).

Les déformations osseuses ne sont curables que chez l'enfant. Traitement des annexes du nasopharynx. —

Il paraît plus difficile de corriger les déformations osseuses. Cependant, chez les jeunes enfants, les difformités nasales, faciales et thoraciques s'atténuent en général, ou s'effacent comme par enchantement dès que la voie nasale est rétablie. On fera bien cependant, pour favoriser cette évolution, de maintenir pendant quelques semaines les narines béantes à l'aide de dilatateurs, au moins la nuit, car les muscles qui président à ce mouvement sont chez les adénoïdiens frappés, par défaut de fonction, de parésie et d'atrophie qui ne peuvent guérir qu'avec le temps. Des exercices gymnastiques bien réglés auront aussi une heureuse influence sur le retour de la cage thoracique vers une conformation normale. Il est bien évident que chez l'adulte on aurait tort de compter sur de pareilles métamorphoses. Aussi, à cet âge, n'aura-t-on guère de prise que sur les vices de prononciation et les troubles vocaux, dont la cure est du domaine de l'orthophonie. On se gardera également de négliger les diverses affections catarrhales ou hyperplasiques secondaires, qui sont les compagnes habituelles des végétations adénoïdes. Telles sont les déviations de la cloison qui seront redressées par le chirurgien ; la rhinite chronique hypertrophique, la pharyngite granuleuse, l'hypertrophie des amygdales palatine, qui bénéficieront de l'ignipuncture. Nous avons enfin, déjà, longuement insisté sur l'attention qu'il convient d'accorder aux troubles de l'audition, sur la guérison radicale desquels il ne faudra pas toujours malheureusement fonder chez les adultes de trop belles espérances.

TROISIÈME PARTIE

HYPERTROPHIE DE L'AMYGDALE LINGUALE

On sait que le tissu sous-muqueux de la base de la langue compris entre la ligne des papilles caliciformes en avant (en arrière du V lingual) et la base de l'épiglotte en arrière est infiltré de tissu réticulé et de follicules clos. De ces follicules, les uns sont isolés, d'autres sont groupés en couronnes, autour de petites dépressions infundibuliformes, creusées çà et là, à la surface de cette portion de la langue. C'est l'accroissement anormal de ces différents éléments, hyperplasiés. qui peut porter sur un nombre variable de follicules que l'on désigne sous le nom d'hypertrophie de l'amygdale linguale.

Historique. Anatomie pathologique. — Cette affection n'est réellement bien connue et bien diagnostiquée que depuis un petit nombre d'années [1]. On doit à Swain [2] une bonne étude de l'anatomie et de l'histologie de l'amygdale linguale, à l'état normal et à l'état d'hypertrophie. Il a démontré l'analogie de structure absolue qui existe entre cette glande et l'amygdale

1. Voyez pour la bibliographie th. de Balme, p. 89.
2. Swain, Les glandes folliculeuses de la base de la langue et leur hypertrophie. (*Deutch. Arch. für Klin. Med.* Vol. XXXIX, 1886.)

pharyngée. Cette similitude se poursuit dans l'étude anatomo-pathologique, car, entre les lésions de l'une et de l'autre à l'état hyperplasique, se reconnaît une parenté extrèmement proche et indiscutable. Les follicules linguaux sont atteints dans tous leurs éléments ; il y a prolifération du tissu conjonctif qui entoure les cavités folliculaires ; isolés ou agminés, les follicules sont augmentés de volume. Le tissu réticulé a acquis une épaisseur et un développement anormal. Les glandes en grappes voisines ou sous-jacentes participent également à l'évolution hypertrophique; les vaisseaux même de la région subissent souvent un accroissement de calibre, surtout les veines. qui deviennent parfois le siège d'altérations variqueuses. Quant à la trame propre de la muqueuse, elle peut demeurer intacte; dans quelques cas seulement, son épithélium est, par places, plus ou moins desquamé.

Étiologie. — Contrairement aux autres hypertrophies tonsillaires, celle de l'amygdale linguale n'est pas une affection de l'enfance. Exceptionnelle avant dix-huit ans, c'est à l'âge adulte qu'elle est le plus habituellement observée. Elle apparaît bien plus fréquemment chez la femme que chez l'homme, et son évolution semble, dans quelques cas, affecter un parallélisme véritable avec celle de certains troubles de l'appareil génital. C'est ainsi qu'elle attend souvent, pour éclater, la période de la ménopose. D'autres fois, la maladie coïncide avec l'apparition de ménorragies ou correspond au contraire à l'aménorrhée ou bien se montre à l'occasion d'une grossesse. Lennox Browne prétend avoir pu la rattacher dans quelques cas à l'alcoolisme constitutionnel et même à la diathèse goutteuse. L'hypertrophie des follicules linguaux n'est pas incompatible avec un âge avancé et on l'a rencontrée jusqu'à cinquante-cinq ans et au delà. Certaines conditions semblent y prédisposer spécialement. Il n'est pas douteux que les névropathes lui fournissent un important contingent ; l'influence plus douteuse de la dyspepsie, de la constipation habituelle a été également signalée. Quant aux professions, toutes celles qui exigent un usage constant, parfois excessif, de l'organe vocal (orateurs, acteurs, chanteurs), semblent jouer un rôle non douteux dans sa genèse. L'influence déterminante des angines aiguës et, en particulier, de celles qui marquent l'invasion de certaines maladies infectieuses (scarlatine, fièvre typhoïde, etc.), semble aussi assez probable. L'hypertrophie de l'amygdale linguale, de même que celle des autres tonsilles, s'installe aussi grâce à des séries de poussées paroxystiques, dans le développement desquelles, toutes choses égales d'ailleurs, le froid peut réclamer sa part de responsabilité.

Symptômes, signes fonctionnels parfois nuls. — La connaissance des signes précis qui permettent de diagnostiquer l'hyperplasie du tissu lymphoïde de la base de la langue est due, en majeure partie, aux travaux de Gleitsmann [1] et de Ruault [2]. Depuis, ce sujet a servi

1. GLEITSMANN, Hypertrophie de l'amygdale de la langue. (*Medical Record.* N -Y., 17 décembre 1887.)

2. RUAULT, Contrib. à la pathol. de la 4e amygd. (*France méd.*, 1885, n⁰ˢ 65, 66, 67. *Arch. de Laryng.*, 1888, p. 193.)

de thème à nombre d'articles et de mémoires qui l'ont rendu presque banal.

La présence, sur la base de la langue de follicules hypertrophiés, peut rester, dans un petit nombre de cas, absolument silencieuse au point de vue fonctionnel, et n'être constatée que par les hasards d'un examen au miroir, pratiqué en vue d'une affection tout autre. Ce qui domine, en effet, l'histoire de ces troubles, c'est l'importance que leur donne le tempérament névropathique qui en forme le fond habituel et est susceptible de les varier et de les amplifier en mille manières. C'est dire qu'ils ne forment pas un tableau régulier et qu'on aurait tort de s'attendre à y rencontrer des traits toujours identiques.

Sensation de corps étranger dans la gorge. — Il est cependant un symptôme qui se retrouve à divers degrés, pour ainsi dire, dans toutes les observations de ce genre : c'est la sensation de corps étranger. Tous, ou presque tous, les malades ont l'illusion d'un corps étranger arrêté dans le pharynx ou dans l'œsophage, en un point que, du reste, en général, ils ne parviennent pas à bien préciser. Ils le localisent parfois très bas, puisqu'il n'est pas rare qu'ils rapportent leur gêne soit à la trachée, soit même à la partie supérieure du sternum. La nature du corps du délit est sujette, suivant les individus, à bien des variantes. Les uns disent ressentir l'impression d'un fragment alimentaire, tel qu'un morceau de viande crue ou une arête de poisson (SCHAEDE)[1]. Les

---

1. SCHAEDE, L'Hypertrophie de l'amygdale linguale et son traitement. (*Berlin. klin. Woch.*, 1891, 3 mars, n° 13.)

autres attribuent leur malaise à la présence d'une boule, d'un morceau d'ouate, d'un fil ou seulement d'un cheveu. Dans tous les cas, la description de leurs tourments est d'autant plus détaillée et dramatique qu'ils sont plus névropathes. Quelques-uns de ces malades accusent pour de bon, et de fort bonne foi, comme origine de leurs sensations anormales, une parcelle alimentaire restée en chemin au cours d'une déglutition imparfaite. La sensation de corps étranger n'est pas permanente. A certains malades, les repas apportent un véritable soulagement et cette rémission peut se prolonger un certain temps après chacun d'eux. Pour d'autres, au contraire, moins nombreux, il est vrai, le passage du bol alimentaire ne fait qu'accroître le malaise habituel et ils ont la sensation que celui-ci franchit quelque chose d'étranger. Dans l'intervalle des repas, tous ces malades ressentent, jusqu'à l'obsession. le besoin d'exécuter à tout moment des mouvements de déglutition à vide. Beaucoup éprouvent une tendance irrésistible à râcler et souvent même à tousser.

Toux. — La toux est, en effet, parmi les phénomènes réflexes éveillés par l'hypertrophie de l'amygdale linguale, un des plus fréquents. Elle se manifeste, tantôt sous forme de secousses spasmodiques sonores et continuelles, tantôt sous forme de quintes, à paroxysmes surtout vespéraux, diminuant ou disparaissant au moment des repas et pendant le sommeil. La pathogénie de cette toux est diversement interprétée suivant les auteurs. Pour Gleitsmann, il conviendrait de la rattacher avant tout à l'irritation de l'épiglotte, facile à concevoir lorsque ces tumeurs empiètent sur sa face vocale; pour Rice, elle serait plutôt provoquée par l'irritation des filets pharyngés et laryngés du nerf laryngé supérieur.

Faux asthme. — On a signalé comme étant en rapport avec l'hypertrophie de l'amygdale linguale d'autres troubles respiratoires plus rares, observés surtout chez les individus nerveux et peut-être plus justement attribuables dans quelques cas à des lésions concomitantes du nasopharynx. Nous voulons parler de crises dyspnéiques simulant plus ou moins l'asthme, assez fidèlement pour qu'on ait l'idée de les rattacher à cette névrose. Mais ce ne sont là que des curiosités pathologiques.

Troubles de la phonation. — Bien moins exceptionnels sont les troubles de la voix parlée ou chantée. Tous ceux qui font de la parole ou du chant un usage professionnel sont bien placés pour en témoigner. C'est ainsi que les orateurs accusent une lassitude vocale inaccoutumée après un discours relativement court, ou même se plaignent de véritables sensations douloureuses au moment où ils parlent. Les chanteurs deviennent sujets à s'enrouer inopinément et subitement ou sont incapables de donner le ton juste sans difficulté ni hésitation. Plus que d'autres, ils sont exposés à des poussées de laryngite catarrhale. Il convient, du reste, encore ici, de faire la part des lésions secondaires qui intéressent simultanément les autres segments de l'appareil tonsillaire et parfois aussi les fosses nasales.

Nausées. Œsophagisme. — En dehors de la dysphagie

spéciale, peut exister une exagération du réflexe nauséeux, qui fait que le moindre examen peut être l'occasion d'efforts de vomissement et même de vomissements véritables. Cette tendance spasmodique peut se manifester encore sous une autre forme. Joal [1] a publié deux observations fort intéressantes d'œsophagisme d'origine linguale, guéri par le seul traitement des follicules hypertrophiés de la base de la langue, preuve indiscutable de l'étiologie des accidents. Dans l'un de ces cas, l'œsophagisme survenait par crises de quinze jours ou trois semaines, durant lesquelles le malade ne pouvait avaler que des liquides, crises qui furent démontrées coïncider avec des poussées d'amygdalite linguale subaiguë. L'application de cocaïne sur la base de la langue calmait le spasme, qui réapparaissait, au contraire, sous l'influence de cautérisations pratiquées sur la même région. Enfin, tout s'évanouit pour ne plus reparaître à la suite de la destruction des follicules hyperplasiés.

À la sensation de corps étranger, déjà signalée, il n'est pas rare enfin de voir s'associer quelques irradiations douloureuses vers le cou, vers le creux de l'estomac en bas, en haut vers les oreilles, en arrière vers l'espace interscapulaire.

Examen local. Manière de procéder. — Là se bornent les sensations subjectives qui font le plus ordinairement les frais des récits des malades atteints d'hyper-

---

1. JOAL, Spasme de l'œsophage dû à l'hypertrophie de l'amygdale linguale. (*Comm. à la Soc. franç. d'Otol. et de Laryng.*)

trophie de l'amygdale linguale. Leur réunion doit toujours engager le médecin à pratiquer à l'aide du miroir laryngoscopique l'examen de la fossette préépiglottique. Pour retirer de cette exploration tout le profit désirable, il convient de procéder de même que pour l'examen du larynx, c'est-à-dire en recommandant au malade de tirer la langue autant que possible et de la maintenir lui-même dans cette situation. Le seul précepte à observer est d'éviter de placer le miroir trop en arrière, comme vous y porte naturellement l'habitude prise de choisir pour repère la fente glottique. Pour bien apercevoir l'amygdale linguale, il suffit de fixer le miroir immédiatement derrière le voile du palais et de l'appuyer à la luette en maintenant le manche un peu au-dessus de l'horizontale (Seiss)[1]. Dans ces conditions, on sera à même de considérer divers aspects. Le plus simple résulte de la présence dans la fossette préépiglottique d'un seul follicule hypertrophié, fait qui, sans être exceptionnel, est plutôt rare. On découvre alors, derrière le V lingual, soit à droite, soit à gauche, parfois durant la phonation seulement, car dans l'intervalle l'épiglotte la recouvre, une tumeur arrondie, lisse, d'une couleur rosée ou blanc rosée sessile, grosse environ comme une lentille ou un pois. Souvent il est permis d'apercevoir, autour de ce petit néoplasme, s'en écartant, à la manière des rayons d'une roue, des veines bleuâtres dont

---

1. Ralph W. Seiss. Traitement de l'Hypertrophie de l'Amygdale linguale. (*Med. News*, 21 déc. 1889.)

le diamètre accru par l'altération variqueuse peut atteindre 2 millimètres (Schæde).

Forme massive. — Dans un autre ordre de faits, il existe plusieurs groupes de follicules hypertrophiés qui, dans leur ensemble, forment une masse framboisée grosse comme une noisette.

L'hypertrophie peut intéresser toute ou presque toute la couche lymphoïde de la base de la langue. L'amygdale linguale offre alors l'aspect d'une couche mamelonnée uniformément épaissie pouvant atteindre et dépasser le bord libre de l'épiglotte, laquelle, par ce fait, se trouve refoulée en arrière, de façon à masquer la glotte et à en entraver l'examen. Quand l'hypertrophie est extrème, l'épiglotte peut apparaître comme encastrée pour ainsi dire dans la base de la langue qui la surplombe de tous côtés. Cette couche mamelonnée se montrera quelquefois comme divisée en plusieurs lobes distincts par des sillons profonds et sinueux qui lui communiquent un aspect muriforme très spécial.

La coloration de l'amygdale linguale hypertrophiée varie par une série de nuances variées d'un rose pâle ou jaunâtre presque translucide au rouge vif. Cette dernière teinte peut caractériser une poussée aiguë. A cette occasion, les parties malades sont enduites d'une mince couche à aspect pseudo-membraneux, tantôt continue, verdâtre et puriforme, tantôt réduite à une série de points blancs saillants, rappelant l'apparence des amygdales palatines lorsqu'elles sont le siège d'une inflammation lacunaire subaiguë.

Marche. Durée. — L'hypertrophie des follicules de la

base de la langue constitue une affection essentiellement chronique; la marche peut en être soit uniforme
et continue, soit intermittente. La maladie se compose
alors d'une succession d'accès subaigus pendant lesquels tous les signes fonctionnels s'éveillent ou s'exas-
pèrent.

Pronostic. — Le pronostic est généralement bénin,
en ce sens qu'il ne menace en aucune façon l'existence.
Cependant certaines conditions sont de nature à le
modifier et à l'assombrir notablement. C'est ainsi que
chez les orateurs, les chanteurs, les acteurs, cette petite
maladie peut prendre les proportions d'une entrave
absolue à l'exercice de la profession. Chez les névropathes aussi et chez les dégénérés héréditaires, elle est
susceptible d'entraîner des conséquences vraiment
sérieuses, car elle empoisonne littéralement l'existence
de certains d'entre eux, passe à l'état de véritable
obsession gutturale, devient la source d'idées hypo-
chondriques et mélancoliques qui, dans les cas
extrêmes, sont assez torturantes pour pousser au
suicide.

Diagnostic. — Le diagnostic de l'hypertrophie de
l'amygdale linguale est presque impossible à faire par
la seule analyse des signes fonctionnels, car, parmi
ceux-ci, il n'en est pas un seul qui soit absolument
pathognomonique. La sensation même du corps étranger dans la gorge est souvent d'origine purement nerveuse et ne correspond alors à aucun substratum anatomique. C'est là une des paresthésies variées qui
servent si fréquemment de cortège à l'hystérie. Du

reste, le catarrhe de l'amygdale pharyngée serait également susceptible de la faire naître (Schæde).

Il importe donc, dans tous les cas, d'avoir recours à l'examen direct qui, dans les conditions précédentes, restera négatif, ou, au contraire, permettra de constater l'existence d'une tumeur derrière le V lingual. Les caractères de celle-ci suffiront presque toujours à en déterminer la nature. Sa coloration plus ou moins vive donnera des renseignements sur l'existence ou l'absence d'une poussée aiguë. L'examen au laryngoscope sera complété par la palpation digitale aidée de l'exploration au stylet, qui seule peut procurer des données précises sur la consistance, les dimensions et la disposition des parties hypertrophiées, que le miroir montre toujours en raccourci et imparfaitement. Le toucher sera précédé d'une application de cocaïne (solution au 1/10ᵉ) destinée à éviter les nausées et les efforts de de vomissement qu'il provoquerait, à défaut de cette précaution.

Diagnostic. Avec l'épithélioma et certaines lésions spécifiques. — Il est rare que l'on se trompe sur la nature d'un néoplasme situé dans cette région. Il arrive cependant que des follicules linguaux hypertrophiés masquent, en en recouvrant la surface, la présence d'un épithéliome. Dans ces cas, on percevra, au-dessous de la muqueuse ainsi modifiée, une masse d'une dureté ligneuse dont la nature sera encore plus aisément reconnue s'il existe dans la région sous-maxillaire des ganglions déjà envahis. Il est encore un autre ordre d'altérations qu'il n'est pas rare de rencontrer dans la fossette préépiglottique : nous voulons parler de certaines lésions syphilitiques secondaires ou tertiaires de la muqueuse linguale dont le diagnostic est parfois d'autant plus délicat qu'elles ne portent pas en elles-mêmes le cachet de la spécificité. En pareil cas, un examen complet du malade s'impose destiné à découvrir les stigmates de la diathèse dont il peut être d'ailleurs porteur.

Enfin, dans quelques cas rares, l'hypertrophie de la quatrième amygdale provoque, même en l'absence de varices concomitantes, des crachements de sang qui, joints à la toux, peuvent éveiller l'idée de la tuberculose pulmonaire, erreur que l'examen direct de l'arrière-langue est seul capable de redresser (JOAL, communic. orale).

Diagnostic des lésions concomitantes. — Une fois posé le diagnostic d'hypertrophie de l'amygdale linguale, il importe de se rendre un compte exact de l'état des parties voisines. On portera successivement l'attention sur le pharynx, les amygdales palatines, le nasopharynx et les fosses nasales; l'examen du larynx ne sera pas non plus négligé. La nécessité de ces investigations est justifiée par l'extrême fréquence d'altérations portant en même temps et sur l'amygdale linguale et sur les autres segments de l'anneau de Waldeyer. En outre, la coexistence d'une rhinite chronique, d'une pharyngite granuleuse ou d'une laryngite catarrhale est un fait également démontré. Il est important de ne pas méconnaître ces différentes affections concomitantes; car on ne devra agir sur la lésion linguale qu'après les avoir guéries ou améliorées par un traitement convenable.

Traitement. Caustiques faibles. — Nombre de topiques ont été préconisés contre l'hypertrophie de l'amygdale linguale. On a cherché à la réduire par des applications de teinture d'iode, de glycérine. Les attouchements avec le nitrate d'argent ou le menthol en solution alcoolique concentrée ont été également plus ou moins vantés. Ces divers agents qu'il est permis de ranger dans la catégorie des caustiques faibles ne sont susceptibles de produire quelque effet que sur des tumeurs de très petit volume. Encore doit-on, pour en espérer un résultat, les appliquer journellement durant fort longtemps.

Caustiques forts. — L'acide chromique, la pâte de Vienne, conseillés par quelques auteurs, sont incontestablement des agents destructeurs énergiques. Mais leur activité même les rend d'un maniement peu pratique, dangereux même entre des mains un peu inexpérimentées. En effet, leur champ d'action est difficile à limiter d'avance, et si on dépasse le but, ce qui arrive trop souvent, il en résulte, soit des adhérences de la base de la langue avec l'épiglotte, soit des cicatrices vicieuses qui réveillent les sensations anormales antérieurement dues à l'hypertrophie. Mieux vaut donc donner la préférence à d'autres méthodes. Celles qui se proposent d'enlever chirurgicalement ou de détruire par le feu les tissus hyperplasiés sont infiniment préférables.

Galvanocautère. — La tumeur est-elle petite, déveoppée aux dépens d'un seul follicule, la pointe du galvanocautère plongée à diverses reprises en plusieurs points de sa surface suffira le plus souvent à en assurer la régression. S'agit-il d'une masse plus volumineuse. c'est au serre-nœud à froid ou à l'anse galvanique qu'il conviendra de s'adresser. Le premier de ces instruments suffira pour abraser les végétations de consistance molle, tandis que le second sera seul capable de s'attaquer aux tumeurs un peu dures. Dans ce dernier cas, si le néoplasme est de volume moyen ou petit, on fera, pour l'enlever, rougir le fil au premier contact avec sa base. S'il est, au contraire, très développé, il sera plus avantageux de serrer d'abord le fil autour de son pédicule avant de faire passer le courant (SCHLÆDE).

Afin d'éviter la chute de fragments sur l'orifice glottique, on aura soin, avant cette petite opération, de recommander au patient d'éviter les larges mouvements inspiratoires tant que l'ablation ne sera pas terminée et, en même temps. d'incliner fortement la tête en avant.

Quand on a pris la précaution de badigeonner d'avance les parties avec une solution de cocaïne à 20 p. 100. l'intervention ne provoque qu'une douleur insignifiante.

Suites. Soins consécutifs. — Les suites sont très simples. La déglutition est d'abord un peu douloureuse, mais il est exceptionnel que cette gêne persiste au delà du troisième jour. Pendant ces premiers temps, on constate à la surface de la plaie un mince dépôt blanchâtre adhérent.

Les soins consécutifs demandent cependant à ne pas être omis. On fera gargariser le patient avec de l'eau glacée, aussitôt après l'opération, puis avec de l'eau boriquée pendant les deux ou trois jours suivants. A ces lavages il sera bon d'ajouter comme complément des insufflations de poudre d'iodoforme ou mieux de dermatol, quotidiennes pendant trois à quatre jours, puis répétées ensuite tous les deux jours jusqu'à la cicatrisation qui sera en général complète le dixième jour.

TABLE DES MATIÈRES

Avant-Propos..   1

PREMIÈRE PARTIE

Hypertrophie des Amygdales palatines   5

   I. — Anatomie pathologique...............................   5
  II. — Symptomatologie...................................   13
 III. — Diagnostic.......................................   35
 IV. — Étiologie..   42
   V. — Traitement médical................................   43
 VI. — Amygdalotomie...................................   50
VII. — Hémorragies consécutives à l'Amygdalotomie...   72
VIII. — Discision des Amygdales.................... 100
 IX. — Ignipuncture...................................... 103
  X. — Morcellement des Amygdales.................. 119

DEUXIÈME PARTIE

Hypertrophie de l'Amygdale pharyngée   121

  I. — Anatomie pathologique.............................. 124
 II. — Étiologie.. 126
III. — Symptomatologie.................................. 132
IV. — Diagnostic...................................... 170
 V. — Traitement...................................... 175

TROISIÈME PARTIE

Hypertrophie de l'Amygdale linguale   207

Bulletin

des

Annonces.

HYPERTROPHIE DES AMYGDALES.